/ 餐 桌 上 的 健 康 丛 书 /

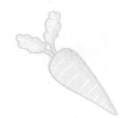

好好吃饭，

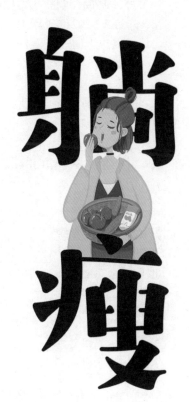

躺瘦

西门吹花 编著　　张片红 主审

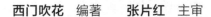

SPM 南方出版传媒

广东科技出版社 | 全国优秀出版社

· 广州 ·

图书在版编目（CIP）数据

好好吃饭，躺瘦 / 西门吹花编著. —广州：广东科技出版社，2021.5（2021.5重印）

（餐桌上的健康丛书）

ISBN 978-7-5359-7629-1

Ⅰ.①好… Ⅱ.①西… Ⅲ.①减肥－膳食营养－合理营养 Ⅳ.①R161 ②R15

中国版本图书馆CIP数据核字（2021）第061428号

好好吃饭，躺瘦
Haohao Chifan, Tangshou

出 版 人：朱文清
策划编辑：颜展敏
责任编辑：张远文 李 杨 彭秀清
封面设计：水石文化
责任校对：高锡全
责任印制：彭海波
出版发行：广东科技出版社
　　　　　（广州市环市东路水荫路11号 邮政编码：510075）
销售热线：020-37592148 / 37607413
http://www.gdstp.com.cn
E-mail：gdkjcbszhb@nfcb.com.cn
经　　销：广东新华发行集团股份有限公司
排　　版：友间文化
印　　刷：广州市彩源印刷有限公司
　　　　　（广州市黄埔区百合三路8号 邮政编码：510700）
规　　格：890mm×1 240mm 1/32 印张5.625 字数140千
版　　次：2021年5月第1版
　　　　　2021年5月第2次印刷
定　　价：49.80元

如发现因印装质量问题影响阅读，请与广东科技出版社印制室联系调换（电话：020-37607272）。

好好吃饭，就有好身材

在过去的这些年里，我写过很多关于营养学的书籍，但仍然觉得科普"合理膳食、平衡营养"知识的工作任重道远。当前，人们因为受传统饮食习惯的影响，又缺乏基本的营养知识，以致存在诸多营养误区。在减肥瘦身方面，太多人因为缺少营养学的专业知识，陷入了节食等各种极端减肥的误区，影响了生活不说，还严重影响了健康。

我在日常工作中接触了大量因肥胖而出现各种身体健康问题的病例。很多人虽然没有到严重肥胖的地步，但已经存在很多由饮食营养问题带来的慢性疾病隐患，也有很多女性在减肥瘦身误区里走了许久。我深知人们减肥瘦身之路的不易和艰辛。

当西门吹花在2019年跟我谈及立志从事饮食均衡、科学瘦身知识的普及事业时，我是非常理解并尽我所能给予支持的。因为专业营养学在医学领域和生活常识之间还需要一座桥梁——营养知识和求医问药之间还有一大片空白区域，需要更多人来普及知识，让更多人从健康饮食着手，改善当前人们面

好好吃饭，躺瘦

临的营养健康问题：营养过剩和营养不足。

改变不健康的饮食习惯，调整膳食结构以及生活方式，能带来更健康的身体。从减肥瘦身的角度看，健康饮食带来的体重体脂的自然改变能让更多人从体重的焦虑中解放出来。

本书是一本通俗易懂的科普书籍，没有晦涩难懂的专业原理，而是娓娓道来，读起来有趣且实用，让大家通过浅显的科学饮食知识，意识到健康的生活方式才是肥胖的终结者。书中，西门吹花不仅给出了一日三餐的均衡饮食解决方案（没有严苛的饮食规定，只需遵循简单易行的三餐搭配），而且针对在家用餐、饭店用餐、外卖、食堂用餐等场景给出了很好的健康减肥方案，实操性强。本书内容既结合了合理的膳食结构，又兼顾了中国人的饮食习惯，特别是在如何减肥方面，具有科学性和适用性。

希望这本书能够让更多人受益，让大家不仅仅关注体重，更懂得培养自己的健康饮食习惯，达到自然减肥瘦身的目的。

好好吃饭，就有好身材。

为什么我们减肥总是失败

对于减肥，很多女生都是经验丰富的，多多少少都尝试过某种减肥方法：一高兴起来就去跑个步，觉得胖了就饿自己一顿；一看别人秀了好身材就去健身房办张卡，想起夏天来了要露腰就去请了个私教。

开始时兴致勃勃，结束时悄无声息，看自己毅力不行，就去找快捷的路径，减肥药、减肥餐、代餐、酵素、针灸、穴位贴、束身衣、抗糖饮……反正只要是不用自己动且能够快速瘦的，都试一遍，但没过多久又胖回去了。

看着别人身材好，就想着自己改天也一定要瘦成这样；一看到美食，就安慰自己今天吃了再说，反正减肥也不差这一顿。大部分日子都是在这种纠结矛盾的心情中度过的，然后看着体重一斤一斤地上去。在吃饱喝足的时候，才想起自己该减肥了。

减肥屡战屡败，是因为我们把瘦身作为突击的目标，想快速瘦下来，然后一劳永逸，这是注定要失败的。只要是突击减

好好吃饭，躺瘦

肥，就会采取与日常生活相背离的方式，比如突然开始节食、大量运动、吃减肥产品等。而一旦恢复以前的生活习惯，比如恢复正常饮食，或者停止运动，又或者放弃减肥产品，就会快速地胖上去。

放弃一劳永逸的减肥妄想吧！

减肥是一辈子的事，所以要给自己选择最温和的、不需要很强的毅力去坚持的方法。我推荐：三餐健康饮食加适当运动。七分吃三分练，能否均衡饮食是决定胖瘦的关键。如果饮食是糟糕的，那么再怎么运动都无济于事；而饮食均衡搭配，加上运动则事半功倍。

减肥其实一点都不难。

体重变化主要由每天摄入和消耗能量的差值决定。摄入多、消耗不足，就会增加体重；摄入少、消耗多，就会减肥。当然，人体是一台精密的仪器，还有很多因素会影响体重，比如基因、睡眠、基础疾病等。但是，营养膳食是基础，饮食均衡带来的不仅仅是减肥，减肥是自然而然的事，更重要的是精力旺盛、身体健康。

任何以饿肚子减少摄入的方式都会对身体造成损害。因此，科学地搭配饮食，三餐吃适量的蔬菜、优质蛋白质和主食，加上适当的运动，匀速地使体重体脂下降，才是正确的减肥方式。

但是很多人会说："健康饮食我知道啊，可是我自己不做饭，有什么吃什么，经常叫外卖，在公司里吃食堂。我吃什么都不由我自己决定，所以我瘦不下来。"这样的理由看起来理直气壮。其实，他们理解错了健康饮食，把它想象成严格的食谱、精选的用料、锱铢必较的食物重量，以为必须采取苦行僧加军事化的生活方式。

事实上并非如此，只要是正常三餐，不管是家常菜、吃食堂，还是外卖，都可以做到营养均衡。膳食均衡不是秘方，而是生活习惯。

很多人说："我的早餐怎么做到营养均衡？就几分钟，起床以后就要赶着上班。早上没有时间生火，更加不要说给自己做饭了。"实际上，营养均衡的早餐几分钟就可以做好。比如说早上没时间怎么办？快手餐准备起来，煮蛋或煎蛋，一个番茄或者一根黄瓜，再加一份全麦吐司，一份完美的营养早餐就有了。没有全麦吐司，纯燕麦片加纯牛奶一泡，吃完出门时捞一个番茄，你看，营养已经很全面了。

减肥不是突击行动，而是要形成一种良好的生活方式和习惯。这种不需要刻意按照食谱搭配，而是以自己口味来做好营养搭配的三餐，是可以伴随你一辈子的。

很多人可能会有疑问：这样不就是正常饮食吗？难道这样吃就会瘦？放心，减肥的秘密就在这样的一日三餐中，你会悄悄地完成美丽的蜕变的。

减肥是一辈子的事，健康饮食也是。父母常跟孩子说"好好吃饭"。但是大多数人，即便长大了，还是没有理解什么叫作好好吃饭。看完书中的内容你就会了解：好好吃饭

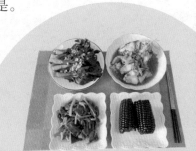

好好吃饭，躺瘦

不是一句空话，而是简单易行的生活习惯。

你好好吃饭后，体重就会匀速地回到你想要的目标。"吃好躺瘦"不是一句空话，它的基础是科学的膳食营养结构。

这本书不讲晦涩的营养学名词，而是把最接地气、最关键的减肥知识用最容易执行的方式告诉你，让你拿走就能用，用了就有效，并且管用一辈子。我会从大家最日常的生活场景切入，结合营养学的知识，从食材选择、食谱安排等角度跟大家聊聊"吃好躺瘦"的秘诀。比如：

记住一个简单的饮食原则就能轻松瘦。

工作餐该怎么给自己点不会胖的外卖。

应酬聚餐怎么吃不会胖。

大吃大喝以后怎么补救。

…… ……

当然，我也会告诉大家这背后的科学原理。本书的内容始终围绕着怎么吃展开，上面的这些实际问题也会一一给你答案。希望需要减肥的你在看完本书后，吃饱，吃好，然后就瘦了。

西门吹花

2020年12月

目录

Contents

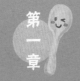

第一章

Chapter 1

减肥，
怎么吃才能瘦

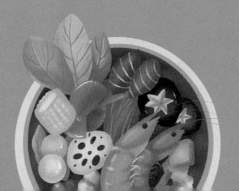

这样做，吃饱吃好轻松瘦

　　我相信，每一个爱美的人都希望自己拥有健美的身体。但对于很多人来说，不胖，能够瘦下来就很满意了。为了瘦下来，很多人或许尝试过断食、代餐等方法，他们慢慢发现这些方法或许在短期内有效，却很难坚持。而我想做的，就是把接地气、容易执行的减肥方法告诉你：吃饱吃好也能轻松瘦。

为什么要把吃放在减肥的首位

　　在过去的工作中，我接触了成千上万对减肥瘦身很执着的人，发现大家一般都尝试过各种减肥方法，比如运动、节食、吃减肥药、代餐、推拿、生酮饮食、中医埋线、针灸、服用酵素等。每种方法都有其存在的道理，尝试过的人自然知道其中的利弊。

　　不过，大部分方法要么不能长期采用，要么效果不好，有些太极端的方法甚至会对身体造成很大的伤害。可为什么明明知道有些方法对身体有伤害，还有人愿意尝试呢？为什么明明也知道"管住嘴，迈开腿"就能瘦，自己做起来却总是瘦不下来呢？

　　这是因为我们虽然对于"减肥"两个字很熟悉，但其实对于减肥知识的了解很表面，甚至存在很多误区。

减肥的两点基础知识

第一，减肥不需要吃减肥药、代餐等任何减肥产品，不需要水煮，不需要节食，只要做好营养搭配。吃饱吃好，一样可以快速瘦下来。而且，运动适量就好，减肥不一定需要大量运动。

第二，减肥不是减重，而是减脂，即减掉自己身上多余的脂肪。比如生活中最常见的因拉肚子而轻了3斤，这不是减肥，是脱水。需要清楚的是：体重轻了，不等于减脂。减肥产品最喜欢把这两个概念混淆。同样，体重不高的人也可能是隐形的胖子，内脏脂肪高，也一样会得脂肪肝，也需要减脂。

减肥的三个误区

第一，大多数人不知道，管住嘴不是让你饿肚子节食，不是让你吃水煮食物，而是你可以继续吃美食，但你要知道均衡搭配，控制好能量，更重要的是知道哪些东西吃了会让你发胖。

第二，不吃肉不能减肥，晚餐吃水果不吃饭不是减肥，早上饿一顿不是减肥。人的身体需要很多营养素，包括主食中的碳水化合物、蔬菜中的膳食纤维、肉蛋类中的蛋白质和脂肪等。主食、肉蛋类和蔬菜等都是人体必需的食物，不能少吃，比如碳水化合物含量高的主食，不吃或者少吃同样会对身体带来伤害。但是有些食物吃多了就容易胖，需要控制食用量。

第三，任何一种让你只吃肉，或者只吃蔬菜，或者不吃主食，又或者只吃某种产品的减肥办法，都是不科学的，是以自己的身体健康为代价的减肥，得不偿失。

如何正确地减肥

正确的减肥方法：一日三餐吃饱吃对吃好，营养搭配均衡，不吃或者少吃零食，适度运动。

完全靠自律的减肥方法真的很难坚持。很多人把自己减肥不成功归咎为毅力不够、太懒、没有意志力、太贪吃等。实际上这完全错怪自己了。因为与人性做斗争，很容易在某一刻败下阵来，也许是那一刻诱惑太大了，警惕心放松下来了，又或者是与朋友在一起，想开心一下。

很多人因为自己坚持了几天，还是忍不住在某一餐大吃大喝，就对自己太失望，于是觉得自己不是一个自律的人，反正做不到，那就随便吃吧，这辈子减肥无望了。

这就是因为不知道减肥其实不需要纯靠毅力坚持，只需要三餐吃好吃对而且吃饱，就会瘦了。

一日三餐是一件自然而然、不需要坚持的事情。当你把减肥的事情融入一日三餐时，瘦下去就变得很轻松。

很多人可能会想当然，认为一日三餐都是减肥餐，肯定很难吃，不是无油就是水煮。事实上并非如此，只要合理搭配，连火锅、麻辣烫都可以是减肥餐。

我的团队采访了3 000多个减肥失败的案例，结果发现，减肥不能只靠自律，不能脱离日常生活，因为违反常规生活的习惯迟早要崩塌。比如告诉自己，我每天要坚持运动30分钟，每天要坚持一顿不吃饭，每天要坚持吃水煮食物，这样的坚持不仅效果甚微，而且一旦结束坚持，体重还会出现报复性反弹。

一段时间后你会发现，原本信心满满的减肥计划，却越减越肥。

因此，只有把减肥融入日常生活里，在不必消耗那么多意志力的情况下，才不会那么痛苦，才能一直瘦下去。我想做的就是帮助你把减肥融入你的一日三餐里。

我一直以来坚持的核心是：让减肥成为一件简单快乐的事。

30 000+的人已经用亲身经历验证，减肥也可以吃得很快乐，吃饱吃好是真的可以美美地瘦。

为什么一直强调吃的重要性呢？

据统计，人一生要吃约60吨的食物，那差不多可以装满30辆大卡车。这么多食物穿肠而过，直接决定了我们的健康状况和胖瘦情况。民以食为天，人长胖是一口一口吃胖的，减肥也是需要一口一口吃瘦的。

所以说，减肥"吃"最大。

为什么吃饱吃好还瘦得快

目前，因为全民的减肥需求越来越大，网上有层出不穷的"网红"减肥主食，貌似吃了就会瘦出小蛮腰。那么实际上是不是真的如他们所说，吃了就会瘦呢？

答案是：不存在哪一种超级食物是吃了就会变瘦，或者有减肥功效的，减肥的原理始终是制造能量差。

我们吃进去的每一种食物都是有能量的，看一种食物是不是有利于减肥，除了看它的能量高低以外，还要看以下两点。

第一，在摄入总能量一样的情况下，选择营养素密度更高的食物。也就是说优先选择那些维生素、矿物质和蛋白质更丰富的食物。

第二，在摄入的碳水化合物总量相同的情况下，选择饱腹感更强、对血糖影响更小的食物，这类食物更有利于脂肪的分解。这点对于需要适当减少主食量的减肥人士来说很关键。

明确这两点是希望大家以后在看到各种广告的时候心里能有个底，知道减肥不是吃哪一种超级食物就可以瘦的。任何食物是否有利于减肥，要看吃多少，怎么吃，搭配什么食物吃。如果你一听说是有利于减肥的，就吃很多，食用过量，最后还是会转化为脂肪存储在你身上的。大家要相信，在体重管理这件事上，你吃的每一口都算数。

减肥的根本原理就是制造能量缺口，保证身体摄入的能量小于身体消耗的能量。但是这个能量缺口的制造又没有那么简单，只有人体每天所需的营养得到了保证，才能高效减肥。简单理解，就是在营养摄入均衡的基础之上控制摄入的能量，从而达到减肥的目的。这也是国际通用以及营养学界一直倡导的平衡饮食减肥法，是可以长期执行的饮食方案。

我们用一个最简单的例子来说明：一个人一天身体代谢2 000千卡能量，如果这一天只吃了含1 400千卡能量的食物，那么消化完这些食物后，剩下的600千卡能量就需要动用身体的储备能源（脂肪）来供能，这样脂肪就被消耗掉了。反之，如果每天超出几百千卡能量，身上的肉就慢慢多了起来，这是因为多余的能量转化成体内的脂肪存了起来。

平衡饮食减肥法就是在一日三餐中，通过食物的选择搭配和数量比例来综合控制摄入的能量，同时保证身体的营养所需。

四格饮食法：一招做到吃饱吃好瘦得快

平衡饮食减肥法是把减肥需求与《中国居民膳食指南》相结合，提出了适合中国人的减肥餐盘搭配，我把它命名为"四格饮食法"，即把每餐的餐盘分成4等份：1份主食（谷薯类），1份优质蛋白质类，2份蔬菜。

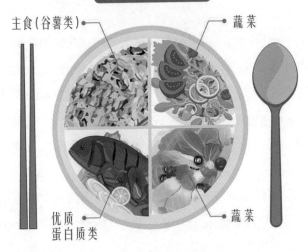

四格饮食法

主食（谷薯类）　　　蔬菜

优质
蛋白质类　　　蔬菜

四格饮食法最基本的膳食原则就是食物的多样性，《中国居民膳食指南》里也推荐我们每天至少进食12种食物，每周进食25种以上。食物多样化，营养更全面。

给大家看看我的学员的四格饮食搭配。

好好吃饭，躺瘦

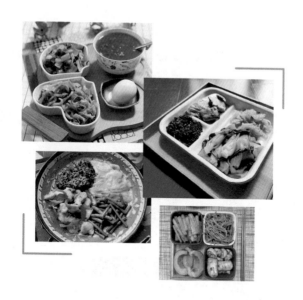

适合中国人的减肥餐盘：四格饮食法，吃饱不吃撑。

关于怎么吃东西，就按照这套四格饮食法。但不是非得买个四格的餐盘，大家只要记得每一餐的营养结构搭配即可：1份主食（谷薯类，主要含碳水化合物），1份优质蛋白质类（鸡、鸭、鱼、肉、蛋、奶、虾、豆制品，富含优质蛋白质），2份蔬菜（富含维生素，推荐多样化）。如果做不到2份蔬菜，可以简化成1份蔬菜，但是要装满两格。有人可能会问：如果是肉炒蔬菜一个菜呢？那就两格菜加一格主食好了。

四格饮食法最大的特点就是简单、方便、易操作。因为一般的家庭餐都会有蔬菜、荤菜、主食，所以即使是减肥餐，也不需要单独做，完全可以和家人一起吃。

关于一餐吃多少，这里给大家一个最简单的衡量方法：不需要去计算重量，只需四格全部吃完后，吃饱不吃撑。

因为每个人的情况，比如基础代谢、运动量、以往的减肥经历都不一样，每个人只需要根据自己的食量，每一餐吃饱不吃撑，保证每一餐的营养结构是按照四格饮食法搭配就可以。

减肥是不是很简单？

我相信看到这里很多人会觉得：这不可能，我花了那么多钱，流了那么多汗，就这个能减肥？！

放下心头的一万个疑问，你吃一周试试。记录一下自己的体重和体脂率。如果条件允许，包括血糖、血脂，都可以监测。

知识能量站

🥣 "管住嘴，迈开腿"不是让你节食少吃，而是要做到一日三餐吃饱、吃对、吃好，营养搭配均衡，不吃或者少吃零食，适度运动。

🥣 减肥"吃"最大，要把减肥融入一日三餐，让减肥成为和吃饭一样自然而然、不需要坚持的事情。

🥣 四格饮食法：记住每餐1份主食（谷薯类，主要含碳水化合物），1份优质蛋白质类（鸡、鸭、鱼、肉、蛋、奶、虾、豆制品，富含优质蛋白质），2份蔬菜（富含维生素，推荐多样化）。顿顿要吃饱不吃撑。

想要瘦得快，吃饭顺序有讲究

　　吃好躺瘦最重要的一点就是合理搭配饮食，只要参照四格饮食法这一简单的标准，做好科学搭配饮食，就已经开启了健康瘦身的生活习惯。健康的饮食搭配结构非常重要，它保证了身体所需的各类营养素充分摄入，特别是对于需要减肥的人来说，营养充分很关键，只有当你营养均衡的时候，身体才能高效运行，你的代谢才能更快。

吃饭顺序有讲究

　　一个非常重要的点就是进食顺序，一般按照蔬菜、优质蛋白质类、主食的顺序来吃。不要小看进食顺序，在我们的饮食习惯里，很多人总觉得餐桌上没有下饭的菜就少了点什么，而如果桌上有一盘菜很下饭，就可以来上两碗饭。下饭菜一般都会重油、重辣，还可能特别咸，光吃下饭菜和米饭既没有做到科学饮食、营养均衡，能量还会大大超标。

　　按照蔬菜、优质蛋白质类、主食这样的顺序进食具有以下好处：首先保证了蔬菜的食用，蔬菜里的各种维生素是身体必需的营养素；其次可以减少血糖的波动，减少脂肪的存储；最后是不容易饿，能够长时间保持饱腹感。

如果遇到在外聚餐、应酬等场合，不可能完全按照四格饮食法的标准来做。这时候怎么办？可以先点份蔬菜，一是因为外面的饮食多数蔬菜量不足，二是因为吃了蔬菜后就不会那么饿。不管外食多么美味丰盛，有蔬菜在胃里垫底，就不会摄入过多能量。

为什么要按照这样的顺序进食

减少血糖的波动，减少脂肪的存储

大家都知道，主食主要包含给我们身体直接提供能量的碳水化合物（糖类）。我们吃的主食中的碳水化合物经过胃肠的消化分解会变成身体可以直接利用的小分子糖，这些糖进入身体以后就会引起调节血糖的激素胰岛素的分泌，而胰岛素是减肥过程中的关键激素之一，它是促进脂肪合成、抑制脂肪分解的激素。

身体经过一段时间的饥饿后，如果吃饭的时候先吃的是主食，我们的胰腺会开始大量分泌胰岛素，导致大量的糖分被转化为脂肪存储在体内。糖分都被存起来以后，身体需要的糖分就又不够了，身体又开始饥饿。也就是说持续的高胰岛素水平会带来低血糖，反过来促进我们的食欲，这样我们就很容易过量摄入能量。

如果先吃蔬菜和肉，我们的肠胃里有东西在，然后再开始吃主食，这样在膳食纤维、蛋白质的作用下，碳水化合物的分解速度变慢了，就没有大量的糖瞬间分解，胰腺也就不会大量分泌胰岛素，我们的血糖可以维持在一个比较平稳的状态，身体就可以充分利用这些糖分，而不是着急存储成脂肪，食欲也不会那么强，减肥就更容易一些。

保证充足的维生素摄入

传统的饮食都是先用主食把自己填饱，然后就只能再吃下一点蔬菜和肉，导致我们的蔬菜食用量严重不足，甚至很多人从小就不喜欢吃蔬菜。然而蔬菜是我们非常重要的营养素来源，特别是维生素来源。

很多人可能认为补充维生素最好的来源是水果，潜意识里觉得自己多吃水果就不会缺少维生素。其实水果里最多的是糖分，维生素含量远不及蔬菜。

比如我们最熟悉的维生素C，正常人的身体每天需要的维生素C约为100毫克，如果要满足一天所需的维生素C，吃水果需要2.5斤香蕉或5斤葡萄，但是吃蔬菜的话，半个甜椒或一小把芥蓝差不多就够了。

所以调整进食顺序以后，先吃蔬菜，给我们的胃留足够的空间来吃够蔬菜，给身体补充足量的维生素，也能让我们的代谢更快。

减慢胃的排空速度，延长饱腹感

我们吃足够的蔬菜不仅补充了维生素，同时也保证了足量的膳食纤维的摄入。膳食纤维也是人体所需的营养素之一，它是不被人体消化的一类多糖。

膳食纤维的作用特别多，讲两个跟减肥相关的点。

首先，膳食纤维可以缓解现代人常见的便秘。对于很多减肥的人来说，动力性便秘的主要原因是吃得比之前少了，因此食物残渣，特别是膳食纤维也变得少了，从而导致肠动力降低。当我们吃了足够的膳食纤维时，它的发酵可以促进粪便膨胀、增加粪便重量、增加肠胃蠕动，从而改善便秘的情况。

其次，膳食纤维可以增加饱腹感、调节体重。我们常吃的富含膳食纤维的蔬菜，一般都是体积大但是能量低的食物。有一类膳食纤维是水溶性的膳食纤维，它们吸水后体积会膨胀，在肠道里体积变大，让我们产生更强的饱腹感，推迟胃的排空时间，进而抑制我们的食欲，让我们吃得更少。

怎么吃才能瘦得快

蔬菜类

蔬菜，最好选深色的绿叶蔬菜，比如菠菜、生菜、油麦菜、小青菜、芥蓝、上海青等。另外，像菌菇类、海藻类、瓜茄类等也是蔬菜，只是深色的绿叶菜更好。大家一定要注意：水果不是蔬菜，不能用水果代替蔬菜。因为水果里糖分比较高，而蔬菜的膳食纤维比较高，饱腹感比较强。

在蔬菜这一栏大家经常会踩坑，会把很多是主食的食材当成蔬菜来吃，比如蔬菜拼盘里的玉米、土豆、莲藕等。其实这些都算主食。

> 被误认为是蔬菜的主食食材
> 扁豆、百合、毛豆、蚕豆、干豌豆、老菱角、板栗、芋头、土豆、荸荠、山药、凉薯、莲藕、南瓜等。

好好吃饭，躺瘦

有些人的习惯是来一大碗饭，再加一盘酸辣土豆丝，好家伙，一餐吃的全是主食（碳水化合物），这是一顿增肥餐。

其实只要记住这些日常食材的类别，三餐做好组合就可以了，无论你是在家吃、点外卖，还是吃食堂，都可以按照四格饮食法来搭配。

把吃的讲这么细，就是希望大家都可以好好吃饭，吃饱饭，不要再靠饿肚子减肥了。

优质蛋白质类

优质蛋白质类食物主要指鱼虾类、肉禽类、蛋类、奶类、豆类等。

鱼虾类除了淡水鱼、深海鱼外，还包括虾和贝类等海鲜。海鲜中含有非常优质的蛋白质，并且含有较多的不饱和脂肪酸。

肉禽类指的是纯瘦肉，比如瘦牛肉、鸡胸肉、瘦猪肉等。像五花肉就不是很好，脂肪含量过高。

蛋类是指鸡蛋、鸭蛋、鹌鹑蛋等，各种营养成分是比较齐全的。可以多吃点蛋清，蛋黄的脂肪含量较高，建议不要多吃。

奶类主要包括纯牛奶、酸奶、奶粉等，是一类营养价值高、营养成分丰富、组成比例适宜并且容易消化吸收的天然食品。如果条件允许，推荐每天一杯纯牛奶。

豆类主要指大豆、黑豆以及各类豆制品，像豆腐、豆皮、豆浆都是优质蛋白质类制品，每天可以吃一小份。腐竹就不太建议了，脂肪含量相对较高。

总的来说，优质蛋白质类食物优先选用鱼虾类和肉禽类，脂肪含量相对低一些。当然，吃鸡鸭等禽类的时候要去皮吃，畜类的肉推荐吃纯瘦肉，脂肪含量比较低。但是像烟熏的、加工的火腿和肉丸这类不建议吃，一般不是盐含量高，就是添加了较多调味料和淀粉，少吃为宜。

主食

主食，指碳水化合物含量高的食物。强调一下，我们平常吃的米、面、粉、饼都是主食，还有一些根茎类、薯类作物，比如红薯、土豆、山药也都是主食。主食推荐吃的是粗粮：薯类；全谷物类，比如糙米、燕麦等；杂豆类，像芸豆、红豆、薏米、鹰嘴豆等。

为了方便大家选择食材搭配，我把常见的食材按分类整理成了表格，给出了一份食材选择指南，见表1-1。结合四格饮食法，大家就掌握了吃好躺瘦的秘诀了。

表1-1　食材选择指南

项目	具体内容
蔬菜	生菜、菠菜、油麦菜、上海青、空心菜、芥蓝、娃娃菜、白菜、包菜、卷心菜、紫甘蓝、秋葵、西蓝花、花菜、芹菜、西葫芦、芦笋、韭菜、黄瓜、番茄、金针菇、香菇、杏鲍菇、木耳、银耳、茄子、海带、紫菜、海藻、萝卜、冬瓜等（优先选择绿叶蔬菜）
优质蛋白质类	①鱼虾类：包含鱼、虾、蟹、贝类，如鲈鱼、巴沙鱼、鱿鱼、虾、梭子蟹、螺、扇贝、花蛤等 ②肉禽类：瘦牛肉（里脊、腱子）、鸡胸肉、瘦猪肉（里脊、腱子）等

（续表）

项目	具体内容
优质蛋白质类	③蛋类：鸡蛋、鸭蛋等（蛋白质的最好来源） ④奶类：纯牛奶、无糖酸奶、豆浆等（乳糖不耐：可选择低乳糖奶） ⑤豆类：黄豆、黑豆、豆腐、豆干和豆皮等（碳水化合物含量较高）
主食	①粗粮：山药、南瓜、芋头、土豆、红薯、莲藕、胡萝卜、紫薯、玉米、小米、杂豆（红豆、绿豆、芸豆、薏米）、糙米饭、真全麦面包等 ②精制碳水化合物：米饭（米粉、面条、馒头、饼不推荐吃，优先选择粗粮）
沙拉酱	酸奶酱、海鲜汁、油醋汁
温馨提示：注意少吃高脂肪的蛋白质类食物，如肥肉、猪蹄、猪皮、鸡爪、鸭掌等；禽类皮脂含量特别高，建议全部去皮食用；肥肠、羊肉、腊肠、鸭肉、猪排骨、部分鱼皮等带皮的食物都推荐去皮吃	

当你不知道吃什么的时候，掏出这份选材指南，照着点单，稳稳瘦。

同样的吃法，瘦得不一样

减肥的人常常会有这样的焦虑：为什么别人瘦得这么快，我却瘦得那么慢？

按照同样的方式吃，有的人会瘦得快一点，有的人会瘦得慢，这除了与食物的能量值和个人体力活动消耗量有关之外，与减肥的速度和体重基数、身体成分、代谢模式、身体状况等很多因素都有关。

一般来说，体重基数越大、开头减的速度越快、新陈代谢越快的也会瘦得越快。如果你曾经尝试过节食减肥，那么你的身体就会有一个适应期，一开始会减得慢，也有可能不会减。因为之前节食损害了基础代谢，所以你的身体需要一个适应恢复期。

减肥不是越快越好，慢慢减肥可以让你在减肥过程中养成更好的习惯。通过实施健康减肥的饮食搭配，你会慢慢了解到，原来健康饮食应当是这样吃的，而且可以吃得这么好，吃得这么饱。

一旦养成了好的饮食和生活习惯，你就克服了肥胖的根本原因，这样才能一直走在通往瘦和美的路上。

知识能量站

🥣 在遵循四格饮食法的基础上，按蔬菜、优质蛋白质类、主食的顺序进食，不仅能保证充足的营养素的摄入，让身体高效运转，而且有利于控制血糖，减少糖分存储成脂肪，还能增加身体的饱腹感，预防过量摄入能量，对减肥是有很大帮助的。

🥣 肥胖与饮食习惯密切相关，而减肥也不能一味求快，健康地、慢慢地减肥才是长久的减肥方式。

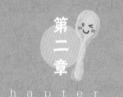

第二章

Chapter 2

四格饮食法，
按这个顺序吃妥妥瘦

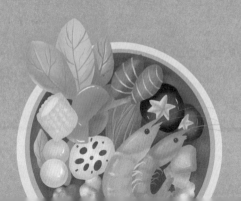

多吃蔬菜，彩色搭配健康瘦

　　说起吃蔬菜，经常减肥的人会觉得"这个我会，谁不知道减肥要吃蔬菜"，然后做一盘沙拉，顿顿吃，把脸都吃绿了。对于吃蔬菜，大家也有很多疑问：很多女生根本不适应生冷食物，所以蔬菜一定要水煮吃吗？如果想减肥，是不是要光吃素？吃多少算好？因为我们的饭量有限，主食、优质蛋白质类食物都要吃，那么留给蔬菜的空间并没有那么大，但是蔬菜是每餐必不可少的。

　　前面说过吃饭顺序很重要：蔬菜先吃，再吃优质蛋白质含量丰富的食物，最后吃主食。或许有人看到这里会有疑问：我如果菜都吃完了，那光吃米饭我是吃不下去的。没关系，你可以蔬菜吃一半，优质蛋白质类吃一半，然后再用蔬菜和优质蛋白质类食物一起下饭就好了。

多吃蔬菜好处多

　　这得从两个方面说起：蔬菜是很好的维生素来源，而且能帮助你正常排便。很多人在每餐增加蔬菜后，会发现之前的便秘逐渐改善。

蔬菜是很好的维生素来源

　　吃足蔬菜对我们好处多多。蔬菜中的维生素C可以提高我们的免疫力，大家可以理解成有预防感冒的作用；还能帮助我们变美——维生素C可以帮助我们的身体合成胶原蛋白，改善皮肤状态，让我们的皮肤更有弹性、更饱满。维生素C还附带一些作用：如果我们受伤了，维生素C能帮助伤口更快愈合，一个最显而易见的效果就是防止牙龈出血。

要注意的是：水果不等同于蔬菜，很多人总觉得补充维生素最好的食物是水果，于是就无限制地吃水果。其实吃了过量的水果也是我们体重增加的原因之一。

许多想要减肥的人通常的做法是：今天减肥，晚餐不吃，吃点水果。因为没吃饭，所以水果吃了一大盘，肚子饿了再来几片饼干，美其名曰减肥餐，殊不知，这才是增肥餐。多数水果糖分太高，而且一吃水果，就容易吃个不停，加上饼干里的油脂能量超出想象，所以千万别吃这样的"减肥餐"，正常饮食才是减肥餐。

我们总觉得多吃水果有好处，这是因为常识告诉我们水果里富含维生素。但从数据（表2-1）来看，相同重量的蔬菜和水果，蔬菜的能量更低、碳水化合物含量更低、维生素C含量普遍更高一些。

表2-1　葡萄、香蕉、苹果和甜椒、西蓝花、芥蓝的营养成分表

营养素	100克水果的营养成分			100克蔬菜的营养成分		
	葡萄	香蕉	苹果	甜椒	西蓝花	芥蓝
能量/千卡	45	93	53	18	27	24
蛋白质/克	0.4	1.4	0.4	1.0	3.5	3.1

（续表）

营养素	100克水果的营养成分			100克蔬菜的营养成分		
	葡萄	香蕉	苹果	甜椒	西蓝花	芥蓝
脂肪/克	0.3	0.2	0.2	0.2	0.6	0.3
碳水化合物/克	10.3	22.0	13.7	3.8	3.7	4.1
膳食纤维/克	1.0	1.2	1.7	1.4	2.6	1.9
维生素C/毫克	4	8	3	130	56	37
维生素E/毫克	0.86	0.24	0.40	0.41	0.76	—
胡萝卜素/微克	40	60	50	76	151	—
维生素B_1/毫克	0.03	0.02	0.02	0.02	0.06	0.03
维生素B_2/毫克	0.02	0.04	0.02	0.02	0.08	0.12

资料来源：薄荷营养师。

　　因此，建议需要减肥的人在减肥期间尽量少吃水果，各种蔬菜里的维生素可以满足身体所需，而且更丰富。当然，如果吃水果，最好的方法是餐前吃点水果，这样也算多占点肚子，就可以在每餐食物总量上少吃一些。

　　蔬菜种类很多，为了达到膳食平衡，各种蔬菜都要吃，因为这样维生素的种类也很多。如果只吃一种蔬菜，可能会造成维生素补充不均衡。不管是日常还是减肥期间，大家的蔬菜搭配种类越丰富越好。

　　多食用深色绿叶蔬菜的原因也跟维生素有关。

　　绿叶菜的维生素C平均含量居于各类蔬菜之首。100克新鲜绿叶菜的维生素C平均含量在20~60毫克之间。比如100克西蓝

好好吃饭，*躺瘦*

花含有的维生素C是56毫克，大约是100克苹果含有的维生素C的19倍。

很多人想不到的是，绿叶菜还是β-胡萝卜素的良好来源。绿叶菜的β-胡萝卜素含量虽然略逊于胡萝卜，但远高于番茄、橙子和红薯。每吃100克深绿色的叶菜，可以提供2~4毫克胡萝卜素，换算成维生素A，相当于成年人每日需要量的1/3。

蔬菜可以帮助正常排便

蔬菜富含膳食纤维，在七大营养素里，膳食纤维是唯一不会被人体吸收的营养素，不吸收就会经过消化系统往外排，促进肠道蠕动。

食用更多的膳食纤维是减缓机体吸收糖分速度的方法之一。要知道，减缓血糖的上升可以延迟饥饿感，有利于控制体重。数据显示，我国成年人一天平均食用膳食纤维大约15克，实际上我们至少应该摄入2倍的量（30克）甚至更多。

我们吃进去的膳食纤维在通过小肠时大部分还未消化，所以不仅能减缓机体对糖的吸收，还能为大肠中的益生菌带来食物。食用足够的膳食纤维能够帮助"好细菌"繁殖生长，维持肠道内环境平衡。

饮食中增加膳食纤维不仅可以增加饱腹感，还可以降低血糖，有利于控制体重，同时因为我们吃进去的膳食纤维也增加了身体消化分解的工作难度，进而身体需要消耗更多的能量来完成消化分解的过程，一举两得。

按照四格饮食法，每餐吃够2份蔬菜，这样每天的蔬菜量就够了。这样既能保证维生素摄入量足够，又能饱腹，还能顺畅排便，对肠胃又有好处。这样的饮食习惯坚持时间愈久愈受益。

蔬菜怎么选，才能吃得健康又减肥

新鲜度最重要

我们都知道蔬菜要吃新鲜的，这是因为新鲜蔬菜不仅水分充足口感好，而且营养成分丰富。如果放置久了，随着水分的流失，大量的水溶性维生素也会随之流失。

蔬菜最好不要太阳直晒，适合在阴凉处存放，也可以零度保鲜，这样能够最大程度保证水分和营养。当然，最好是直接购买新鲜的，不要囤积。

很多地区的人都喜欢吃腌菜，腌菜里亚硝酸盐含量较高，微量元素流失，这种食物不能替代新鲜蔬菜，所以偶尔尝鲜就好，别作为长期食用的食材。

颜色需五颜六色

颜色丰富可以视为蔬菜营养素和植物化学素丰富的表现之一。根据颜色深浅，蔬菜可分为深色蔬菜和浅色蔬菜。深色蔬菜指深绿色、红色、橘红色和紫红色蔬菜，它们具有明显的营养优势，富含β-胡萝卜素，是维生素A的主要来源，平常要多摄入。浅色蔬菜主要以白色为主，像茭白、大白菜、萝卜等。

深绿色蔬菜（如菠菜、油菜）、橘红色蔬菜（如胡萝卜、番茄）、紫红色蔬菜（如紫甘蓝、红苋菜等）应占到蔬菜总食用量的一半以上。

种类要多样化

蔬菜搭配的时候要多变换，每天最好达到5种以上。

虽然说了很多蔬菜的好处，但是还是有很多人就是不喜欢吃绿叶菜。其实如果不爱吃绿叶蔬菜或者不方便吃，可以用其他类型的蔬菜来代替，还有一些不长叶子的食物也可以作为"蔬菜"吃，大家可以参照着选择自己爱吃的来搭配。

绿叶或嫩茎类

菠菜、油麦菜、上海青、菜心、芹菜、白菜、韭菜、生菜、芥蓝、木耳菜、莴笋、芦笋等。

十字花科类

西蓝花、花菜、卷心菜、紫甘蓝等。

瓜茄类

番茄、甜椒、茄子、冬瓜、苦瓜、西葫芦、黄瓜等。

鲜豆类

四季豆、豇豆、荷兰豆、扁豆、豆芽等。

食用菌

香菇、金针菇、木耳、蘑菇、杏鲍菇等。

海藻类

紫菜、海带等。

以上蔬菜都是可以自由搭配的，如果不喜欢吃煮蔬菜或炒蔬菜，也可以试试蔬菜汤，像菌菇蔬菜汤、海鲜蔬菜汤、蔬菜鸡蛋汤等。

一般来说，叶菜类蔬菜的营养价值高于瓜菜类。同一种蔬菜叶部的维生素C含量一般高于根茎部，如莴笋叶、芹菜叶、萝卜叶等深色绿叶的维生素C含量都比相应根茎部的维生素C含量高出数倍。

因为绿叶是植物进行光合作用的部位，它的营养素密度一般会比其他部位高，其中维生素C、叶酸、类黄酮等多种营养成分含量都很高，同时还含有膳食纤维、矿物质等营养素。

很多人把芹菜叶扔掉，这是很可惜的，芹菜叶、莴笋叶、萝卜叶都是各种营养素含量很高的部位，下次再买的时候记得利用起来。

在吃蔬菜的时候，不需要水煮，正常炒菜就可以，可以放油、盐、调料，做成美味的蔬菜，如果能够少放油、少放盐当然更好。像早上比较赶时间，不想生火炒菜，那就把水烧开，把蔬菜放进去，加几滴油和少量盐，直接出锅就是很美味的油煮菜了。而且加油后的蔬菜色泽鲜艳，不会发黄发蔫，营养也好。早上有这么热乎乎的一碗菜，再加上一个鸡蛋或者几片熟牛肉，就是完美的蔬菜蛋白质早餐，再来点主食，就是特别棒的营养早餐。

 ## 每天应该吃多少蔬菜

蔬菜是维生素、矿物质、膳食纤维和植物化学素的重要来源，因此蔬菜对我们的身体健康有重大价值。

世界卫生组织和《中国居民膳食指南》推荐我们每天的蔬菜食用量为300~500克，需要减肥的人可以结合饮食习惯和减肥需求来定，建议每餐至少吃够200克蔬菜，每一餐的蔬菜食用量应占到餐盘的一半。

知识能量站

🍚 蔬菜每餐占到餐盘的一半，多选深色的绿叶蔬菜。

🍚 多吃蔬菜，补充维生素，保护肠道，增加饱腹感，吃饱瘦得快。

🍚 每日进食蔬菜遵循新鲜度优先、彩色搭配、保证多样化的原则。

🍚 叶菜类蔬菜的营养价值高于瓜菜类，同一种蔬菜叶部的维生素C含量高于根茎部。

🍚 烹饪方式保证少油少盐，健康瘦。

吃对肉，蛋白质才够，减肥稳稳瘦

减肥还能吃肉？

多数人一说起减肥立刻变成了素食主义者，对肉类能少碰就少碰。实际上，吃对肉，不仅能满足我们的口腹之欲，而且可以使减肥事半功倍。更重要的是，蛋白质对人体而言是必不可少的，孩子成长都需要充足的蛋白质，成年人的免疫力好坏也与蛋白质有关。

常见的鱼、肉、蛋、奶、虾、豆类食物就富含蛋白质，而蛋白质是人体一切细胞和组织的重要组成部分，且人体所需的大部分酶是蛋白质，其中与消化相关的酶能让食物被身体更好地吸收。

但是我们常常看到很多人不怎么吃肉，有的甚至一点都不吃，生怕长胖。那么减肥的时候到底要不要吃肉呢？

食物中的蛋白质有哪些作用

对燃脂的影响

很多减肥的人都以为吃得越多，消耗负担越大，瘦得越慢，所以都会选择吃"草"——每天只吃蔬菜沙拉。

实际上把蛋白质吃足了，反而可以加快燃脂速度，越来越瘦。

为什么呢？这里涉及一个专有名词，叫作"食物热效应"，就是指由于进食引起的能量消耗。也就是说我们的身体消化吃进去的食物也是要消耗能量的。蛋白质是引起能量消耗最多的物质，身体为了分解蛋白质会多消耗30%~40%的能量。所以如果吃够蛋白质，还会增加身体的能量消耗。

在选择减肥食物的时候，饱腹感也很重要。蛋白质由于消化分解过程比较复杂，消化的时间也更久，所以会让人更有饱腹感。保证蛋白质的摄入，能让你不那么容易饿。

有些无肉不欢的人，一旦开始减肥，就很少吃蛋白质，结果身体反馈就像没吃过似的，很容易饿，也没有满足感，这就是蛋白质摄入不够造成的。

还有一个误区，很多人以为吃素可以减肥，实际上不是。蛋白质摄入过低反而容易造成新陈代谢降低，而且不吃荤菜就会多吃主食，长期的营养摄入失衡也会造成肥胖。因此长期吃素的人建议吃点蛋奶和豆制品，如果蛋奶和豆制品也不吃，可以考虑吃蛋白粉。

对肌肉的影响

蛋白质是构成肌肉的主要成分，蛋白质吃不够，很容易流失肌肉。蛋白质一般不会作为产能营养素，但是当我们的整体能量摄入太少，体内的糖类不足，并且脂肪不容易分解供能的时候，身体就会启用蛋白质分解供能。简单来说就是分解肌肉，也就是自己吃自己的肌肉。听上去有一点吓人，但是长期节食的群体会有这种情况，这也是长期节食的人基础代谢会越来越低的原因。

蛋白质摄入不足就会带来其他问题，特别是岁数大了以后肌肉带动的力量不够，骨骼又疏松，很容易骨折，恢复起来既受罪又困难。

经常浑身酸疼的人，可以试试多补充蛋白质。饮食中的蛋白质不足，肌肉没有足够的蛋白质来帮助恢复，就容易浑身酸疼。

对皮肤的影响

蛋白质摄入充足，人体细胞饱满又有活力，皮肤就会有光泽，所以长期吃素的人皮肤比较容易发黄发暗。如果吃素，又不注意从豆制品中获取蛋白质，就容易气色差。

对头发的影响

如果你掉头发比较严重，而且很多是碎发，就需要注意一下，这很可能是缺乏蛋白质。

 ## 如何选择合适的鱼肉蛋奶豆

补充蛋白质，只要记住：鱼肉蛋奶豆。

鱼

鱼是非常优质的蛋白质来源，因为鱼的肉会偏瘦一些。当然，这里所说的鱼不局限在"鱼"本身，虾类和贝壳类海产品都是优质蛋白质的来源，也是减肥期间比较建议食用的蛋白质类食物。

比较特殊的，像三文鱼，具有比较高的营养价值，含有大量优质蛋白质和n-3多不饱和脂肪酸，如EPA（二十碳五烯酸）和DHA（二十二碳六烯酸），可以起到调控血脂、保护血管的作用。此类鱼中的蛋白质是优质蛋白质，不过能量比普通鱼类更高，食用的时候需要控制量。

注意，这里的鱼不包含加工的鱼丸。加工的鱼丸一般添加了很多淀粉、鱼味香精和食用胶，营养价值降低，补充蛋白质的作用也降低了。

肉

我们比较容易吃到的肉是牛肉、羊肉、鸡肉和猪肉。需要强调一点：这些肉都要吃瘦的，有皮的要去皮。

猪肉，最推荐的是里脊，因为里脊不仅脂肪含量低，而且肉质最嫩；牛肉，最推荐的也是里脊，它脂肪含量低一些。不推荐的是五花肉等肉，它们脂肪含量比较高，减肥期间需要尽量避免食用。

还有一种比较有欺骗性的肉：排骨。它属于高蛋白质、高脂肪的肉类，排骨上的脂肪不仅仅是肉上的脂肪，骨头本身就含有比较多的脂肪。

经常有人会说："既然排骨脂肪高，那我不吃排骨，喝点汤吧。"其实排骨炖汤以后，脂肪有部分溶在汤里了，反而是肉上的脂肪会低一些，如果实在要吃，反而应该是吃不带肥肉的排骨，不喝汤。

蛋

关于蛋，我们这里主要讲大家最常吃的鸡蛋。鸡蛋富含优质蛋白质，它的蛋白质营养价值几乎是所有天然食材里最好的，它的氨基酸构成与人体需要也最为接近。不过鸡蛋的脂肪也不低，差不多有10%，主要集中在蛋黄，蛋白中脂肪很少。

蛋白和蛋黄是两种完全不同的食物，除了胆固醇全部集中在蛋黄之外，各种维生素、微量元素也大都集中在蛋黄。对于血脂、血糖正常的人来说，吃全蛋才是更营养的选择。

关于鸡蛋有一个很大的争议：鸡蛋吃多了胆固醇会超标，这是真的吗？

其实吃鸡蛋跟你身体里的胆固醇关系不大。

有研究表明，胆固醇主要是靠人体自身合成的，人体自身合成的胆固醇占总量的75%~80%，也就是说你从食物中能摄取的胆固醇只占总量的20%~25%，对身体的实际影响有限。

虽然吃鸡蛋和胆固醇超标关系不大，但是还是不建议吃太多蛋黄，因为胆固醇也是一种脂肪，一个鸡蛋黄大概含5克脂肪，如果你真的吃很多，脂肪会超标。当然，蛋类也包含新鲜的鸭蛋和鹌鹑蛋，不过鸭蛋的脂肪会更高一些。

每天吃一个全蛋就差不多了，如果要吃较多蛋，就去蛋黄食用。

奶

奶制品是推荐每日食用的食物。相比上面三种食物，奶制品的蛋白质较少，100克牛肉里含有20克蛋白质，而100毫升牛奶只含有3克蛋白质。牛奶还是优质钙的来源，每天一杯纯牛奶是很好的补钙"神器"。另外，酸奶也是很好的奶制品，但是切记，市面上很多的风味乳都不是真正的酸奶，而是饮料，别被名字蒙骗了。

很多人看着大写的酸奶或者风味乳，总以为多喝没事，实际上它们添加了较多糖，能量多，也会带来肥胖的隐患。

豆

这里说的豆指的是蛋白质含量较高的大豆类，如黄豆、黑豆和青豆。最常见的是黄豆，以及各类豆制品。

大豆的蛋白质含量高达35%~40%，而且它的氨基酸组成接近人体需要，营养价值与肉类接近，属于优质蛋白质。其中黄豆也被人们称为"植物肉"，对于素食者来说，大豆蛋白质可以代替肉类蛋白质。

大豆蛋白质含量高，但脂肪含量也不低，是食用大豆油的原料。不过大豆的脂肪以不饱和脂肪酸为主，并且不含胆固醇，相比肉类的脂肪更好些。如果把大豆做成豆腐、豆腐干、豆腐皮等豆制品，相对来说脂肪含量降低了，就是比较好的选择。

 两个公式告诉你每天应该吃多少蛋白质

关于每天吃多少蛋白质也有两个参考的计算公式。

如果日常没有运动习惯：

摄入量（克）=1.0 × 体重（千克）

体力劳动极少的人，建议每天摄入的量为每千克体重

0.8~1.2克。

如果你有运动习惯：

摄入量（克）=1.2×体重（千克）

体力劳动较大的人，建议每天摄入的量为每千克体重1.2~1.8克。

> 需要注意的是：
>
> ◎运动量越大或者劳动强度越大，蛋白质摄入应越多。
>
> ◎饮食中素食比例越大，蛋白质摄入应越多。
>
> ◎为避免过量摄入蛋白质，摄入量应控制在每千克体重2克以内。

比如说每100克牛肉中含20克蛋白质，一个体重60千克的人，如果今天不运动，那么他需要的蛋白质是60克（1.0×60=60），需要吃300克牛肉；如果今天运动，那么他需要的蛋白质就是72克（1.2×60=72），需要吃360克牛肉。注意，这是一天的蛋白质总量，如果还有其他蛋白质类食物，就要适当减少牛肉的食用量。

我们生活中不会这么严格去计算食物的量，也不需要。所以如果看完这个公式还是觉得不清楚到底该吃多少，建议早餐一个鸡蛋或者一盒牛奶，中餐、晚餐加起来吃半斤肉，这样的量比较适合减肥人群。

还是回到我们的四格饮食法，除了蔬菜和主食以外，给自己一小碗鱼肉蛋奶或豆制品，不选择脂肪含量高的肥肉和皮，就是标准的减肥餐了。

知识能量站

🥣 合理摄入蛋白质，高效健康瘦。

🥣 蛋白质摄入不足会影响燃脂效率、肌肉量、皮肤光泽和发量。

🥣 补充蛋白质，牢记鱼肉蛋奶豆。

🥣 每天的蛋白质摄入不定量，与运动情况、食物组成相关，需控制在每千克体重2克以内。

选对奶制品，减肥更高效

很多人都爱喝奶，也知道奶制品营养丰富。但你知道选对奶制品能更好地帮助减肥吗？

常见的奶制品有哪些

我在本书里说的奶制品是指以牛乳及其加工制品为主要原料的食品，生活中常见的奶制品有纯奶制品、含乳饮料、奶粉、酸奶、奶酪等。

纯奶制品

纯奶制品才是真正意义上的奶，它包括巴氏杀菌奶、灭菌奶等。它的配料只有鲜牛乳，不加水，蛋白质含量一般在3%左右。

巴氏杀菌奶

巴氏杀菌奶是鲜牛乳经过低温杀菌（60~82℃）制成的纯奶制品，因为没有经过高温处理，所以充分保留了牛乳的营养和鲜度；相应地，它的保质期也变得更短了，并且需要低温储存（2~6℃）。巴氏杀菌奶就是超市里常见的鲜奶，有袋装的，也有瓶装的。

灭菌奶

灭菌奶是鲜牛乳经过超高温（至少132℃）瞬时灭菌制成的，完全破坏了其中可生长的微生物，所以它的保质期更长，可在常温下保存6~8个月。但是经过高温处理后，维生素等营养成分损失较多，营养价值相比巴氏杀菌奶会稍低。

灭菌奶根据原料不同分为两类：一类是以鲜牛乳为原料，不添加其他成分，这种灭菌奶称为纯牛奶；另一类是复原乳，就是把鲜牛乳浓缩、干燥成为炼乳或奶粉，再添加适量的水，按照纯牛奶的成分配比调制而成的灭菌奶。复原乳在主要营养素上和纯牛奶的差别不大，不过营养价值稍低一些。没有纯牛奶，选择复原乳补充蛋白质和钙也是没问题的。

随着国民减肥需求的日益增加，纯牛奶里又出现了全脂奶、低脂奶和脱脂奶。毫无疑问，低脂奶和脱脂奶的脂肪含量比全脂奶要低。脱脂奶的脂肪含量一般为0.5%，而全脂奶的脂肪含量为3%~4%。

对于每日喝奶量大、肥胖和需要控制脂肪摄入的人而言，喝脱脂奶是更有益的。但是，对于每日只喝一瓶奶（250毫升）的人来说，更建议喝全脂奶。因为脱脂奶在脱去脂肪的同时也脱去了大量的脂溶性维生素，例如牛奶里宝贵的维生素A、维生素D，而且脱脂奶的口感和饱腹感远不及全脂奶，脱去脂肪以后的纯牛奶血糖指数也升高了。所以从营养素密度、饱腹感角度考虑，选择全脂奶更好。当然，如果你的喝奶量比较大，可以选择脱脂奶。

总结来说，更有利于减肥的是纯牛奶。大家买牛奶的时候看配料表，如果只有鲜牛乳就是纯牛奶，如果有添加糖或者其他调味成分就不选了，像早餐奶、核桃奶、儿童奶、甜牛奶都是不太推荐的调制奶。

含乳饮料

含乳饮料的包装上一般标有"饮料""饮品""含乳饮料"等字样，它的配料除了鲜牛乳外，还含有水、白砂糖、甜味剂等，蛋白质含量不低于1%。这只能算饮料，不属于我们所说的优质奶制品，更加不适合减肥的人饮用。

奶粉

奶粉是鲜牛乳经过浓缩、高温瞬时灭菌处理得到的，所以在维生素上会有损失。在不方便喝纯奶制品的时候，奶粉也是蛋白质和钙的好来源。不过奶粉一定要注意是否有添加糖，很多商家为了改善奶粉的口感、填充奶粉的体积、增加奶粉的重量，会添加糖来降低成本，这种奶粉就不推荐食用了。它营养价值降低，能量却升高，不利于减肥。

酸奶

酸奶是以纯牛奶或者奶粉作为原料，用专门的菌种发酵制作而成的，不仅蛋白质含量较高，还保留了活菌（有益菌）的保健作用。酸奶是很好，但有利于减肥的只有纯正的酸奶。有添加糖、蜂蜜、坚果、麦片等辅料的都不推荐在减肥时期食用。另外，很受欢迎的风味发酵乳也是不推荐的，它对于减肥的人来说差不多可以归类为饮料了。

奶酪

奶酪也称干酪, 是奶类发酵并浓缩而成的产品。不过市面上很难买到纯正的奶酪, 因为很多人适应不了它的口感。最常见的是再制奶酪。再制奶酪是在少量纯奶酪的基础上, 加入大量其他原料再生产的, 营养价值大大降低。再制奶酪是很不推荐的, 爱吃奶酪的可以选择纯奶酪作为蛋白质和钙的补充剂, 但是它不是必需品, 纯奶制品、酸奶都很好。

 奶制品对减肥的作用

虽然奶类为人体提供的蛋白质比例不高, 比如100毫升牛奶里蛋白质含量约为3%, 但是它的质量很高, 牛奶里的蛋白质富含必需氨基酸, 消化吸收率高。牛奶除了含蛋白质外, 还含有丰富的钙和B族维生素、维生素A、维生素D, 而很多人缺乏的营养素就是钙和维生素A、维生素D、维生素B_2等。所以牛奶不仅能够增强儿童的免疫力, 促进骨骼生长, 还能帮助老年人防止动脉硬化、高血压和骨质疏松, 具有促进睡眠、调节血脂水平等作用。

在减肥时, 补钙也很重要, 钙的缺少不仅仅会造成骨质疏松, 还会让我们身体的能量消耗降低, 各种组织运行效率下降, 而脂肪合成的效率则会提高。这样一来就容易合成脂肪, 从而导致身体发胖。所以, 奶制品对人体很重要, 这不仅仅是为了补充蛋白质, 也是为了补充钙。

正常成年人一天的钙摄入量大约是800毫克, 而100毫升牛奶中含钙100~130毫克。奶类的钙不仅丰富, 吸收率也高。当然，钙不是只能来源于奶制品，豆制品含钙也很丰富，日常吃的蔬菜、肉类和主食都有钙，但补钙最佳来源是奶制品。

乳糖不耐受的人能吃奶制品吗

奶制品具有丰富的营养价值，但是生活中有些人不能吃部分奶制品，有些人在饮用牛奶之后会出现腹胀、腹痛、腹泻、恶心等症状。那这是什么原因呢？

这是因为奶制品中含有独特的乳糖，只有通过专门的乳糖酶才能消化它。如果我们的身体缺乏乳糖酶或者体内乳糖酶活性较低，就不能很好地消化吃进去的乳糖。未被消化吸收的乳糖进入大肠之后，被大肠内的细菌发酵，产生气体（腹胀），引起稀便、腹泻、恶心等不良反应，继而导致不适、腹痛等，这种现象称为乳糖不耐受。

乳糖不耐受往往会让很多人错误地放弃喝奶，其实不耐受乳糖的人仍然可以采取以下方法喝奶。

改喝酸奶

纯牛奶在发酵变成酸奶时，大部分乳糖被乳酸菌分解转变为葡萄糖和半乳糖，这样就不会有大量的乳糖进入体内了。

喝低乳糖奶

低乳糖奶在生产加工的时候直接向奶中加入乳糖酶，将奶中的乳糖分解成葡萄糖和半乳糖，因此喝这种奶不会引发乳糖不耐受的症状。大家购买奶制品的时候，选择配料表有乳糖酶的就可以了。

不空腹喝牛奶

可以在吃饭时或饭后喝奶，喝奶的同时配合主食或肉蛋类食物，这样可以减轻不耐受的症状。

少量多次喝牛奶

分次饮用。即使是乳糖不耐受的人，每天也能消化10克左右的乳糖。例如，每100毫升牛奶中大约含3.4克乳糖，所以每天饮用200毫升牛奶问题不大，但要注意少量多次饮用。

对于需要减肥的人，比较推荐早餐的蛋白质选择一瓶纯牛奶，或者加一个鸡蛋。

知识能量站

🥣 奶制品提供蛋白质，富含钙和维生素，营养丰富，每天适量食用，有利于提高减肥效率。

🥣 奶制品优先选择纯奶制品、纯酸奶和纯奶酪，其次是无添加糖的奶粉。每日一瓶奶，推荐全脂奶，它营养丰富，饱腹感强。

🥣 乳糖不耐受的人可以选择纯酸奶和低乳糖奶。

每天吃点豆，健康又"享瘦"

传统饮食习惯里，缺不了大豆和豆腐，学会每天吃点豆，能让身体更健康。大豆的营养价值非常高，蛋白质含量高，甚至比牛肉、猪肉、鸡肉都高2倍，而且它富含人体所需的氨基酸。

豆类属于蔬菜吗

豆类是很奇特的存在，黄豆、黑豆蛋白质含量高，绿豆、红豆碳水化合物含量高，豇豆则完全属于蔬菜。我们很难简单地把豆类归属到哪个类别，一般是根据营养成分含量占比更高的那一类来做整体归类。

按照营养成分含量的多少可将豆类分为两大类。

一类是大豆类，它含有较高的蛋白质（35%~40%）和脂肪（15%~20%），而碳水化合物含量相对较少（20%~30%），而且它的氨基酸组成接近人体所需氨基酸的配比，营养价值与肉类接近，属于优质蛋白质。

大豆类主要是黄豆、黑豆和青豆，较常见的是黄豆和黑豆。青豆可能大家见得不多，它也叫绿大豆，这个青豆不是我们平时跟玉米、胡萝卜一起炒的青豌豆，它有点类似绿色的大黄豆。

黄豆营养价值高，有助于管理体重。比如大豆卵磷脂能够抑制胆固醇在血管内壁的沉积，降低血液黏度，促进血液循环，是细胞膜的组成成分，还有防止肝脏内积存过多脂肪的作用。此外，黄豆中还含有对更年期女性有益的大豆异黄酮，它跟雌激素有相似结构，也被称为植物雌激素，具有抗氧化、降低胆固醇、改善妇女更年期综合征等功能。

另一类是除大豆外的其他豆类，也就是前面提到的杂豆，像红豆、绿豆、各种颜色的芸豆、干的蚕豆和豌豆、鹰嘴豆等。它们含有较高的碳水化合物（55%~65%）、中等量的蛋白质（10%~30%）和少量的脂肪（低于5%）。

如果大家分不清、易混淆，可以这样记忆：生活中常见的豆子除了黄豆、黑豆和青豆外，其他大部分都是杂豆，它们属于主食。

区分了大豆和杂豆，那么哪些豆属于蔬菜呢？

所有绿色的鲜菜豆类都算是蔬菜，比如长豇豆、四季豆、荷兰豆。不过豆类蔬菜的碳水化合物含量比一般的蔬菜会略微高一些。如果集中减肥期要求严格，豆类蔬菜吃得比较多的时候，主食可以少吃一两口；如果只是偶尔吃，问题不大。

有些豆子就很好玩，未成熟时的营养素组成和成熟后的组成差别会比较大。

像嫩蚕豆、嫩毛豆、鲜豌豆，它们水分大，维生素C、淀粉含量相对较少，可以归属于碳水化合物含量比较高的蔬菜。当成蔬菜食用的时候，需要适当减少那一餐的主食量。等到成熟以后，干豌豆和老蚕豆就算是淀粉类杂豆了，可以代替主食来吃。另外，像毛豆，成熟以后就变成黄豆，就属于大豆类了。

我把这些食物讲得这么细致，是因为这些知识对我们安排每天的营养搭配非常重要。同一大类食物的营养价值有类似之处，常常是可以互相替代的；不同类食物的营养价值相差较大，互相替代就比较困难。

如何选择营养丰富的豆类

在我们的日常饮食习惯里，直接吃豆子的时候比较少，大多是吃豆制品。

豆制品种类繁多，按照生产工艺可分为两类：一类是非发酵豆制品，包括豆浆、豆腐、豆腐干，以及卤制、油炸、熏干的豆制品等；另一类是发酵豆制品，像腐乳、臭豆腐、豆瓣酱、酱油等。

豆浆

豆浆是最值得推荐的豆制品之一，因为它最大限度地保留了大豆中的各种营养素。在制作豆浆时，不用像豆腐、豆腐干等豆制品那样经过磨浆、过滤、去汁操作，这就使得维生素等各种水溶性营养成分更好地保留下来。

不过很多人在做豆浆的时候会把豆渣过滤掉，实际上豆渣营养丰富，富含膳食纤维，对控制血糖很有帮助。如果喝的时候觉得不习惯，可以把豆渣拿来做菜，比如用来做鸡蛋饼，或者和菜一起炒，用来做粗粮、馒头、包子也都是很不错的选择。

豆浆推荐无糖现磨的，特别是需要减肥的人，喝无糖现磨的纯豆浆是最好的，它不仅营养丰富，饱腹感也很强。超市袋装的豆浆就不太推荐，它不仅去掉了豆渣，还常常添加了糖，饱腹感不强，血糖指数也高。当然，早餐店里不加糖的现磨豆浆，大家也可以选择。

豆腐

豆腐是我们最常吃的豆制品之一。黄豆被做成豆腐以后，蛋白质和钙的吸收率提高了，因为黄豆中含有植酸和草酸，会抑制钙的吸收，做成豆腐后，这些物质被去除，钙的吸收率明显提高。

豆腐也有不同的种类，根据制作工艺不同可分为嫩豆腐和老豆腐。

豆腐的钙含量较高，因此豆腐也是钙很好的补充来源之一，老豆腐钙含量高于嫩豆腐。

需要注意的是，"日本豆腐"不属于豆制品，它是用鸡蛋等原料制作的。

豆腐干

豆腐干是把豆腐里的水分进一步去除得到的，它富含蛋白质和钙，特别是钙，因而被称作"高钙王"。每100克豆腐干含钙308毫克，超过其他豆制品。不过市面上也有各种不同的豆腐干，像白豆腐干、腌制的褐色豆腐干、各种豆腐卷，购买的时候优先选择白豆腐干。腌制的豆腐干要多注意它的钠含量，一般烹饪的时候就不添加盐了。

腐竹

腐竹又称腐皮，就是大豆磨浆烧煮后，上面飘浮的那一层薄皮经过烘干制成的豆制品。腐竹的蛋白质含量很高，100克腐竹的蛋白质含量可高达44克；它的脂肪含量也是豆制品里最高的，100克腐竹里脂肪含量有21.7克；碳水化合物有22.3克；但是钙的含量比较低。

如果选择腐竹作为蛋白质的补充来源，就要适量控制脂肪和碳水化合物的摄入量。偶尔吃问题不大。

素鸡和烤麸

素鸡是豆腐皮卷起来压制而成的，也是比较好的豆制品。必须注意的是，很多地方的素鸡做法都是先油炸，然后再红烧或者卤制，这种素鸡不仅脂肪高，钠含量也高，所以不推荐。推荐选择包装的白素鸡。另外，像油炸的豆泡、油豆皮等也都是不推荐的。

还有一种常被误以为是豆制品的食物：烤麸。烤麸其实是一种小麦制品，用生面筋做的，只是它的蛋白质含量比较高，可以偶尔用来补充蛋白质。不过烤麸容易吸油和盐，而且很多餐厅的烤麸都会放糖，吃的时候还是要注意食用量。

腐乳和臭豆腐

腐乳是比较常见的发酵豆制品，常常是就着粥吃的。臭豆腐也属于发酵豆制品。发酵提高了豆制品的营养价值，使B族维生素的含量大幅增加，还能促进大豆异黄酮的吸收利用，增强抗氧化作用。但发酵豆制品最大的缺点是含盐量极高，所以日常不推荐食用。发酵豆制品可以选择原味非油炸的臭豆腐,自己做也很不错。

纳豆

纳豆是一种发酵豆制品,属于日本传统食物。它的制作工艺与豆豉差不多,只是用的发酵菌不同。跟豆豉相比,纳豆口感黏、拉丝、有轻微的苦味和特殊气味,有些人可能不太能接受。纳豆最大的优势是含盐量比较低,是值得推荐的发酵豆制品。

市面上也有包装纳豆在卖,买的时候注意钠的含量,尽量选择低钠的。

其他发酵豆制品多是调味品。

豆制品营养价值高,建议每日在饮食中添加一小份豆制品,营养丰富更健康。

知识能量站

🥣 常见的大豆类,包含黄豆、黑豆和青豆,是优质蛋白质的补充来源;其他豆类属于碳水化合物含量高的杂豆。

🥣 豆制品营养健康,注意不要选购油炸、高盐的品种。

🥣 每日食用一小份豆制品,营养丰富更健康。

谁说减肥不能吃主食，
吃好主食也能瘦

很多人一开始减肥，就宣布自己不能吃米饭，或者说以后要少吃主食。对于主食（也就是碳水化合物含量高的食物），很多减肥的人谈之色变。但是你可能不知道，不吃主食会给身体带来更大的危害。而且谁说减肥不能吃主食？

我所倡导的四格饮食法，强调的是均衡饮食，保证每一种营养素的均衡摄入。但是我常常听到很多减肥人士都不吃主食，米饭不敢碰，担心吃了就要胖。那么主食到底有没有这么可怕呢？

哪些食物属于主食

主食就是碳水化合物含量比较高、能量密集的食物，包括各种米面制品（如大米、面粉、速冻食品、挂面、年糕等），没有精细处理过的各种糙米，全麦（如燕麦、荞麦、小米、玉米、高粱米等），各种淀粉类干豆（如红豆、绿豆、蚕豆、芸豆、鹰嘴豆等），以及各种薯类（如红薯、芋头、土豆、山药等），等等。

碳水化合物是我们身体的三大产能营养素之一，必不可少。碳水化合物进入身体后，可转化成我们能利用的葡萄糖，给我们提供能量，是我们的红细胞、大脑、神经能量的主要来源。

我常说，如果不吃主食，会变笨的。因为我们的大脑主要靠葡萄糖供能，而主食中的碳水化合物淀粉最终会被分解成葡萄糖，所以长期不吃主食就无法给大脑提供充足的能量了。

我们吃进去的碳水化合物在体内基本上是以单糖的形式被吸收的，消化分解过程就是把复杂的糖分解成单糖。当碳水化合物摄入不足时，人就会出现低血糖。

但是也不是说主食就可以随便吃，主食吃多了，体内就会积累很多能量，反而会转化为脂肪储存在体内，而且最容易囤积在内脏和腰腹上。因此，不论男女，胖起来的时候腰腹总是圆圆的。所以，以碳水化合物为主的主食要吃，但也不能过量。

早餐先喝一碗粥，合适吗

碳水化合物进入人体后被转化成葡萄糖，血液里血糖浓度上升，会发出信号给胰腺，胰腺会分泌胰岛素，胰岛素的功能之一就是降低血糖，促进脂肪的合成。

如果一下子吃进去太多的碳水化合物，胰腺就会分泌更多的胰岛素，碳水化合物会更快地被转化成脂肪存储在内脏周围。同时，胰岛素浓度增加会让血糖快速下降，而血糖降低到一定程度就会使人产生饥饿感，让人又想吃东西，碳水化合物吃得多，脂肪存储得也就越多。所以，为什么我们胖的首先都是肚子、小腹？这是因为脂肪优先堆积在内脏附近。

　　我一直强调进食顺序：蔬菜、优质蛋白质类、主食。因为空腹的时候，你如果先吃碳水化合物，血糖浓度会迅速上升，体内胰岛素大量分泌，葡萄糖会转化为脂肪储存起来，身体的饥饿感也会明显增加，进而你需要吃更多食物。如果换了顺序，先吃蔬菜，你在不是空腹的情况下进食碳水化合物，血糖上升的速度就会慢一些，同时膳食纤维和蛋白质的饱腹感是比较强的，你就不那么容易饿。

　　特别是吃早餐的时候，很多家庭都喜欢先喝上一碗粥。你经过空腹的一晚上，这个时候胰岛素会很灵敏，吃进去这么一碗精细的粥，是很容易引起血糖升高的。所以早餐更加要注意先吃点菜、蛋、奶，再吃粗粮等主食。

　　但是有的患者不一定要按照这个顺序。比如低血糖犯了，这时候反而要尽快补充糖分，而不是先吃蔬菜或者肉、蛋、奶。

怎么选主食瘦得快

　　前面提到吃进去的主食分解成葡萄糖以后开始影响血糖浓度，进而影响胰岛素分泌，可以理解为当我们吃进去的主食对血糖浓度影响较小的时候更有利于减肥。

　　说到这里，不得不提到一个名词——血糖指数，它反映的就是某一类食物被我们吃进去以后对血糖浓度的影响。血糖指数越高说明吃进去以后血糖越容易升高。

　　有利于减肥的主食应该是那些血糖指数低的食物。它们在胃肠中缓慢地被消化吸收，血糖上升比较平稳，能够长时间维持在一个平稳的水平，促进脂肪分解，又能推迟饥饿感的产生，控制进食量。所以选对主食对于减肥是一件很关键的事情。

哪些主食的血糖指数更低

优先推荐的是杂豆类。

像红豆、绿豆、各种颜色的芸豆、干的蚕豆和豌豆、鹰嘴豆等富含淀粉的豆子都可以。

这类豆子的淀粉含量为60%左右，煮出来口感是沙沙的，饱腹感特别强，消化速度也比较慢，餐后血糖升高缓慢，而且味道都还不错，是减肥期间的优质主食。另外，它们也可以跟大米混合做成杂豆饭、杂豆粥，这些都是不错的搭配。

其次推荐全谷杂粮。

像糙米、小米，以及燕麦、荞麦、莜麦、青稞等。

全谷杂粮中比较推荐的是燕麦和莜麦，它们饱腹感很强，维生素和矿物质含量也很丰富，血糖指数比小米、玉米等粗粮低。如果接受不了纯燕麦煮的饭的口感，可以混合糙米一起煮，有天然的醇香，口感也不错。

全谷杂粮中的青稞等整粒谷物含较多的膳食纤维，消化速度非常慢，餐后血糖上升速度也比较慢，但容易引起胀气和消化不良，肠胃不好的不推荐吃。

再就是推荐薯类。

红薯、紫薯、土豆、芋头、山药、莲藕等主食饱腹感也比较强，但是血糖指数相对会高一些，并且比较容易吃多。

最后是减肥期间不太推荐食用的主食。

　　粉皮、粉丝、西米、藕粉、白馒头、白米饭、白米粥、白面饺子、白面包子、年糕、糯米团等碳水化合物含量很高的食物，饱腹感较低，维生素含量比较少，餐后血糖上升速度快，不利于控制血糖。

　　比如我们常吃的白米饭，比较细软，不需要咀嚼太久，消化得也快，还容易吃多。如果吃得太少，总会觉得好像少了点什么，常常会产生自己没吃饭的错觉，也会在心理上有缺失感和受虐感。如果在做米饭的时候加点杂粮或者杂豆就会好很多。

　　又比如面食类，如果选择全麦粉，会比普通小麦粉的饱腹感好一些，营养素含量也更高，建议用全麦粉替代小麦粉做面食。

　　减肥期间的主食，除了饱腹感、血糖指数外，营养素也很重要。减肥减的只是能量，而不是蛋白质、维生素、矿物质这些营养素。事实上，缺乏这些营养素时，我们会更想吃东西，更容易发胖，所以减肥期间提高主食的营养质量也很关键。

　　现在市场上有很多宣称零碳水化合物、零负担的主食，其实不建议长期这样吃，因为除了饱腹感之外，其他营养都没有，一样会造成身体营养缺乏。

　　另外，每个人的胃对于食物的选择有自己的特性，我们在一日三餐中要和食物合作，找到适合自己的食物。同样是某种主食，每个人吃下去后胃的感受是不同的。要排除掉让胃不舒服的某些食物，逐渐形成自己的健康饮食清单。

　　三餐照顾好自己，就是对自己最好的关爱。

两个公式告诉你每天应该吃多少碳水化合物

关于减肥期间碳水化合物应该吃多少，有两个参考的计算公式。

女性每天碳水化合物的摄入量（克）=体重（千克）×1.8

男性每天碳水化合物的摄入量（克）=体重（千克）×2

比如你是体重60千克的女性，那么你的日摄入碳水化合物总量=60×1.8=108（克）。

100克米饭里有25克碳水化合物，一般小半碗米饭是100克，一小碗有200克。如果吃下一碗米饭就是吃了50克碳水化合物。

如果觉得这个计算很麻烦，大家只需记住最简单的饮食方式：每顿吃一小碗米饭在减肥期间是比较合适的。

馒头的碳水化合物密度比较高，100克馒头差不多含有50克碳水化合物，但是吃一个100克馒头的饱腹感是很低的。如果要选择馒头，建议选择全麦馒头。

不是只有主食才含有碳水化合物，各种蔬菜里也含有碳水化合物，菜肴里的勾芡淀粉、含糖的调味料等也是隐形的碳水化合物。主食是碳水化合物含量比较丰富的食物，同时它还含有其他营养素。

虽然碳水化合物的摄入量有公式可以计算，但人体是一台精密的仪器，每一个人身体基础条件不同，消化吸收以及身体消耗都不同，我们不能直接去定量。比如，一个每天有运动的人和完全不运动的人在消耗上就不同；再比如，一个长期节食的人吃一点点就饱了，但是这样摄入其实是不够的。

所以，请记住最重要的一点：我说的要吃饱不吃撑，有两个指标去衡量。一是体察我们的精神状态，如果三餐吃饱，会是精神饱满的，如果经常没精神和无力，那每餐就要多增加一些食物量；二是看看每次餐前是不是都已经饿得饥肠辘辘，如果是，那就要增加每餐的食物量。

长期节食的人，可以从恢复正常三餐开始，逐渐加量，这样也许短期内体重不降反升，但是随着规律均衡饮食，新陈代谢会慢慢提升，后期就会很健康地瘦下来。

减肥期间需要避免的主食

油条、烧饼、麻糍、糖糕等各种重口味的面食，甜面包、点心、饼干、膨化食品等。它们不仅能量高、营养素含量低，并且还有过量的油脂。

在减肥期间最推荐吃的主食是原形原味的食材，而不是添加了各种调味料、过度烹饪的食物。

知识能量站

🍚 碳水化合物是身体的三大产能营养素之一，不能不吃主食。

🍚 碳水化合物通过影响血糖波动，进而影响胰岛素分泌来调控能量的存储和饥饿感的产生。

🍚 选择低血糖指数的主食更有利于减肥，建议优先选择杂豆、全谷杂粮以及薯类。

🍚 每天的碳水化合物摄入量的计算公式：女性每天碳水化合物的摄入量（克）=体重（千克）×1.8，男性每天碳水化合物的摄入量（克）=体重（千克）×2。吃饱不吃撑，减肥更高效。

🥣 爱吃面食，减肥怎么办

饿了煮碗面，来盘饺子，吃个面包，是很多人喂饱自己的首选。但面食吃多了容易积食，饱腹感很强，总感觉吃个饼就会胖3斤。减肥人士是不是就不能碰面食呢？

如何辨别真假全麦面包

全麦面包是健康又减肥的"神器"，但是市面上的全麦面包鱼龙混杂，真正健康又适合减肥的很少。

首先来了解一下全麦面包的定义：全麦面包，就是用没有去掉麸皮和胚芽的全麦粉制作的面包，特点是微褐色，肉眼就能看到麦麸的小颗粒，质地比较粗糙，有香气，营养价值比白面包高很多。

我提到的所有全谷物，都是指你吃进去的谷物是完整的谷物结构，不仅有胚乳，还有胚芽和麸皮。下图是全谷物和精细谷物的对比。

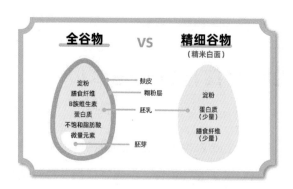

　　全谷物因为保留了麸皮和胚芽，所以营养结构更加完整，比精细谷物含更多的维生素、矿物质、膳食纤维，营养价值也更高，而且消化速度更慢，血糖指数更低，餐后血糖的变化比较平缓，有利于控制体重。全谷物是可以推荐给糖尿病人食用的粗粮。

　　正是因为全谷物好处多多，所以市面上有各种面包、馒头都打着"全麦"的旗号在售卖，但是真正全部用全麦粉制作的极少。

　　市面上绝大部分"全麦面包"其实是以白面粉为主要原料的，仅添加了少量的全麦粉，还有的只是在白面粉里添加了一点点麸皮，更过分的是包装上写着"全麦面包"，但完全是用普通小麦粉制作的，配料表里连"全麦粉"都没出现，只是用焦糖色素把面包处理得看上去很像全麦面包。

　　那么，我们买全麦面包的时候怎么看是不是真的全麦面包呢？

　　很简单，看配料表。配料表中的原料、配料是根据使用量从高到低排列的，也就是说排得越靠前的成分含量越多，所以配料表里排第一的成分是全麦粉的才算全麦面包，全麦粉排在很后面的就不算真正的全麦面包。

另外，基于减肥的需求，选择面包时添加物越少的越好，如果配料表上面有一大堆看不懂的化学成分，并且还有氢化植物油、人造奶油（这一类食物富含反式脂肪酸），这样的全麦面包都不推荐。优先选择成分更简单的全麦面包，不过相应地，它的保质期也会更短。

适合减肥人士的全麦面包挑选秘诀
◎配料表上全麦粉排第一。
◎无糖无油（少糖少油），营养丰富能量低。

真正的全麦面包，很多人一开始可能会吃不习惯，因为它很干，口感很粗糙，而且还没有甜味。真的全麦面包有麦的醇香，而且是越嚼越香的，重点是它的饱腹感很强。当然，少油煎一下或者烤一下会更好吃，但是也不能多吃，还是要控制在每一餐的主食量里的。

需要注意的是，真全麦面包的保质期确实是比较短的，如果买得太多，可以分装放在冰箱冷冻，要吃的时候再拿出来热一热，这样可以延长保质期，也不会影响口感。

 ## 怎么选择优质燕麦

燕麦是一种优质的全谷杂粮，特别推荐血脂异常、糖尿病和肥胖的人食用。因为燕麦里有一种高度聚合的β-葡聚糖成分，你吃麦片的时候，里面黏稠、滑滑的口感就来自β-葡聚糖，它有利于控制餐后的血糖和血脂，还有一定的保健作用。

但是燕麦的品种有很多，有整粒的，有切片的，有粉末的，有混合的，不同的燕麦差别还是比较大的。

我说的燕麦是不包含那种营养麦片、早餐麦片的，这类麦片一般是用玉米粉、大米粉、麦麸加上各种糖和油脂，再加一点点燕麦调制的。它很甜，并且没什么黏稠度，不仅能量高、饱腹感低、营养价值低，而且对血糖影响很大，这类麦片不在我们的选择清单里。

可以作为减肥主食的燕麦

第一种：整粒燕麦

这种燕麦是天然的全谷物，仅仅去了壳，没有磨去种皮，也没有压碎，更没有做熟，完整地保留了整个麦粒的全部营养，是消化速度最慢的全谷物之一，有利于控制餐后的血糖和血脂，对减肥的人来说也很有益。

但是整粒燕麦有个缺点，那就是很不容易煮熟，因为整个种子的皮都没有被破坏，煮饭的时候水很难进到里面。所以如果要吃燕麦，需要提前泡一夜，不过不要把泡燕麦的水倒掉，水里也有燕麦的营养成分，可以直接用来煮饭。当然，如果用高压锅煮，会比较容易熟。煮熟的燕麦香气浓郁，很有嚼劲，还有些甜甜的。如果吃不惯，可以混合点糙米或者白米，也是不错的选择。

第二种：生燕麦片或快煮燕麦片

生燕麦片就是把燕麦粒直接压成片的产品，它没有加热处理，还是生的。快煮燕麦片一般是经过蒸汽加热或轻微烤制的，但是还是不能泡着吃，依然需要煮着吃。

第三种：即食纯燕麦片

即食纯燕麦片是经过预熟化处理的，它不需要煮，用热水冲泡就能吃，不过一般刚开始泡的时候感觉它比较稀，没什么黏稠感，但是泡得久一点就会黏稠很多，口感也会更顺滑。

泡得越久越有利于燕麦内部的 β-葡聚糖充分释放出来，黏稠度也会越来越高，所以吃的时候可以多泡一会儿。大家如果做杂豆粥的时候觉得不够黏稠，在快熟的时候可以加一勺燕麦进去试试。

即食纯燕麦片是上班族的好选择，不过买的时候一定要看清楚配料表，必须是纯燕麦片，配料表里除了燕麦片外没有别的添加物了，如果有糖、奶粉、别的什么粉的，都不是好的选择。

减肥期间不推荐的麦片

除了前面提到的混合麦片外，像之前比较火的卡乐比麦片，还有各种添加了坚果、水果干的烤燕麦片等，生产的过程中在燕麦片中加了少量油、糖烤制而成，再加入水果干和坚果碎，做得像香脆的小零食。它们能量比纯麦片高很多，饱腹感却差很多，而且很容易让人吃了停不下来，不仅起不到减肥的效果，还会变成额外摄入的能量。这种混合麦片不在我们的麦片选择清单里。

所以适合减肥的燕麦就是纯燕麦，它营养价值高，膳食纤维和维生素丰富，饱腹感强。

 ## 适合减肥期间吃的面食

精制的面食是高血糖指数的主食，餐后血糖波动大，饱腹感差，不利于减肥。但是不吃面食对于很多长期吃面食的人来说就很受煎熬。难道为了体重管理，就一直不能吃面食么？

其实也不是，可以用全谷物的粉来替代，比如用全麦粉、全高粱粉等来替代精制小麦粉。

全麦粉就是用没有去掉麸皮和胚芽的小麦粒碾磨成的面粉，颜色要比白面粉黑一些，口感也较粗糙，但是保留了麸皮中的大量维生素、矿物质和膳食纤维，营养价值比白面粉高一些，并且消化速度也较慢一些，血糖指数也相对较低，对血糖的影响也就更小，是推荐用来做面食的，比如馒头、饺子、包子、面条等。

不过全麦粉的口感较粗糙，而且储藏期限较短，容易氧化变质，大家买全麦粉的时候尽量买小包装的，不要放得太久。而且全麦粉也有粗细之分，如果是做馒头、包子这类面食，大家可以粗细混合着做，饱腹感会更强。当然，即使是全麦粉做的面食也是要控制食用量的。

知识能量站

🥣 真全麦面包才适合减肥，真全麦面包配料表的第一位必须是全麦粉，尽量选择无糖无油的全麦面包。

🥣 纯的燕麦和燕麦片才是减肥好搭档。

🥣 面食爱好者可用全麦粉做面食，适量食用瘦得快。

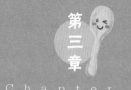

第三章

Chapter 3

吃好躺瘦，
别人不告诉你的小诀窍

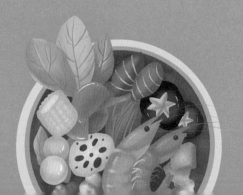

想要瘦，选择优质脂肪很重要

类似甩脂机可以把脂肪甩出去，吃减肥药能把脂肪排出去，还有很多减肥机构教人裹上一身保鲜膜，出一身汗以消耗脂肪等说法，大家当笑话听听就好，可千万别当真。

脂肪消耗的三大误区

很多人觉得，脂肪就是身体发胖的元凶，只要吃一点油，整个人就不好了。吃什么都追求无油，吃菜连一点油都不放，仿佛一滴油就会摧毁整个减肥大计。

我们老把"减肥"挂在嘴边，可能知道脂肪是怎么来的，但不知道脂肪到底是怎么消失的。

其实油脂并没有这么可怕，关键是要走出脂肪消耗的三大误区。

总的来说，大家对脂肪消耗的误区主要是以下3个：

①流汗可以消耗脂肪。

②排便可以排出脂肪。

③脂肪可以转化成肌肉。

但事实并不是这样的。

流汗不能消耗脂肪

流汗是不能消耗脂肪的。有人认为流汗就是减肥，汗越多，瘦得越快。其实流汗更多的是身体用来平衡体温的一种手段。在运动中，我们的脸颊会微热发红，这是因为身体升温，人体为了保持37℃的恒温，会通过汗腺散发运动时产生的多余能量。

现在很火的"暴汗服"，都说是"减肥神器"，就有很多人问穿暴汗服能不能减肥。事实上，即使你穿了暴汗服，流汗不止，也不过是让你的身体多遭罪，没有实际作用。因为你流出来的是汗，是水分，和脂肪一点关系都没有。

排便也不能排出脂肪

你要知道的是，你拉肚子、刮油、灌肠，都是不能把脂肪排泄出去的。

一直在收智商税的各种减肥药，很多都有泻药的成分，让你吃了一直排便，拉到虚脱，上秤的数字确实是少了，但那是真的瘦了吗？

靠泻药排便排出的主要是水分，还有未被消化吸收的食物残渣，和脂肪没有半点关系。用泻药拉到脱水的，减少的体重也大多是水。仔细想想：肚皮下面的肥肉，怎么可能进到肠胃里让你拉出来呢？这不科学。

所以排便不等于减肥。要减肥，就是要减脂。减少脂肪才是真正的减肥，降低体脂率，体重当然也会随之减轻。所以减肥要放弃体重减到多少斤的执念，反而应该注意体脂数据。有些人体重很轻，依然有脂肪肝，就是因为体脂率过高，他们也算隐形的胖子。

脂肪并不能转化为肌肉

不知道大家有没有听过这样的流言：没有脂肪练不出肌肉，要增肌得先增肥。

事实上脂肪是根本不可能变成肌肉的，两种不同的细胞之间是不能相互转化的。健身运动的目的是让脂肪细胞变小，肌肉纤维变大变壮，达到更好看的形体状态。

那么脂肪到底是怎么消失的呢?

其实脂肪只能通过身体代谢自然排出。科学研究表明，肺才是脂肪的主要排泄器官，80%的脂肪是代谢后通过日常呼吸排出人体的。

食物被我们吃进去以后，多余的能量会转换为甘油三酯，而我们减肥主要就是要减掉甘油三酯。甘油三酯是通过氧化反应代谢的，所以你的每一次呼吸都是在排泄甘油三酯代谢后的产物，都在减肥。

那么问题又来了：是不是只要多深呼吸就能促进脂肪分解呢?

那肯定不是，通过自主加快呼吸消耗的脂肪是微乎其微的。可以通过两种方式快速消耗脂肪：一是合理摄入脂肪，平衡营养膳食；二是合理运动，让身体的能量代谢提高，呼吸效率提高，这个时候脂肪燃烧速度才会提升。

所以消耗脂肪最重要的是合理饮食，适量运动，让脂肪更多地参与到代谢中，从而被消耗掉。

选择优质脂肪，避开劣质脂肪

脂肪由甘油和脂肪酸组成，脂肪酸又分为饱和脂肪酸、不饱和脂肪酸和反式脂肪酸。饱和脂肪酸和不饱和脂肪酸都是生命体重要的组成部分。

饱和脂肪酸主要在肉类里面，尤其是肥肉部分，在常温下以固态呈现。像牛油、猪油这种在常温下是固体的油，就含有较多饱和脂肪酸。

不饱和脂肪酸在常温下是液态的，主要存在于植物油中，我们常吃的大豆油、花生油、玉米油之类，都含有较多不饱和脂肪酸。

不饱和脂肪酸中有种成分特别重要，叫作n-3脂肪酸，它有软化细胞膜、减少炎症、增强心脏健康的作用。

通常情况下，我们很难从日常饮食中获取足够的n-3脂肪酸，而n-3脂肪酸摄入不足会增加身体患炎症的概率。

日常生活中有哪些食物富含n-3脂肪酸呢？

常见的富含n-3脂肪酸的食物有三文鱼、金枪鱼、鱼油、核桃、亚麻籽油、芝麻油等。n-3脂肪酸作为很重要的脂肪燃料，建议每天都适量摄入。

为什么我们每天必须摄入适量的脂肪

第一，饱和脂肪酸和不饱和脂肪酸可以减缓胃的排空速度，增加饱腹感，缓解血糖上升速度。这对于减肥的人来说太重要了，就像我建议减肥的人在减肥期间喝全脂奶而不是脱脂奶一样，因为全脂奶比脱脂奶更有饱腹感。但喝奶量大的减肥人士建议选择脱脂奶。

第二，对特定的维生素和抗氧化剂的吸收而言，脂肪是必需品，因为很多维生素是脂溶性的。这也是我一直不推荐蔬菜水煮的原因，如果没有油，很多脂溶性维生素就很难被我们吸收了。比如，油煮菜就是开水煮蔬菜加上几滴油和盐，除了吃起来美味外，营养吸收也更好。所以你还想去吃不加油盐的水煮菜吗？

第三，不饱和脂肪酸分为多不饱和脂肪酸和单不饱和脂肪酸。单不饱和脂肪酸主要来源于食用油。像茶油、橄榄油等，长期食用对心脏有益处，所以食用油是建议食用的，只是要适量。正常炒菜放油是允许并且鼓励的。

健康减肥，控制反式脂肪酸的摄入

当然，也不是所有脂肪酸都对身体友好。有一种人人喊打的脂肪酸叫反式脂肪酸，它会增加患心血管疾病的风险，而且对于减肥的人来说，它除了让人长胖外别无他用。

反式脂肪酸不是营养素，很难被机体识别，进入人体后很难代谢出去。不能代谢的物质进入人体就相当于垃圾，会长年累月地在人体中堆积。

反式脂肪酸的堆积一方面会造成血脂升高；另一方面，各种器官细胞获得的氧气下降，得到的营养素减少，会使机体出现疾病状态，比如动脉硬化、堵塞，引发冠心病、中风等。

反式脂肪酸主要有两个来源：一是天然食物，如牛羊肉、脂肪、乳和乳制品；二是加工食品，主要是氢化植物油、精炼植物油等。其中，氢化植物油是一类经过特殊加工的食用油，它具有多种作用：可作为人造奶油，用于做蛋糕；性质稳定，可用于油炸，并延长保质期；具有起酥性能，使食物口感更酥、更润滑，适用于制作起酥面包、酥皮点心、曲奇饼干、奶茶、咖啡伴侣等。这也是我们这么迷恋油炸食物的原因，因为它香酥可口。氢化植物油在加工食物中广泛使用的原因是它的食品加工工艺要求和成本相对较低。

不管是为了健康还是减肥，大家都要少吃含有反式脂肪酸的加工食品，如威化饼干、曲奇饼干、奶油面包、膨化食品、派、糕点、油炸食品等。

所以大家以后在购买包装食品的时候一定要看看配料表里有没有反式脂肪酸，它不是我们身体所需的脂肪，能不摄入就不摄入。如果在食品的营养成分表的脂肪一栏看到有反式脂肪酸，就建议不要购买了。

不过，有时候配料表里不会直接写反式脂肪酸，它有几个变身的形式。反式脂肪酸也叫氢化植物油，在咖啡伴侣里叫"植脂末"，在面包、糕点、饼干、方便面里叫"奶精""麦淇淋""人工黄油（奶油）""植物黄油（奶油）""植物起酥油"等，要注意辨别。

 ## 每天摄入多少脂肪才合理

从健康饮食和减肥的需求出发，建议每天脂肪摄入量每千克体重不超过0.8克。比如，体重60千克的人，每天摄取的脂肪就是48克。这里的脂肪不仅仅指食用油，还包括我们吃的肉类、主食、牛奶等食物中含有的脂肪。

但是，凡事过犹不及，脂肪如果摄入太少，身体也会出现问题。

如果说很难在一日三餐中量化，那么请记住，正常炒菜放油是允许的，但是可以少放一些。如果真的是在食堂或者外面吃太油腻，可以用物理方法减少一些油脂，如用开水洗后食用。另外，建议尽量少吃肥肉和皮。只要做到这些，膳食就能更合理。

不过，脂肪常常容易摄入超标，因为脂肪含量越高的食物越好吃。当我们炒菜的时候，因为有了热油，菜就会迅速受热，其中的香气才能散发出来，在炒的过程中各种香味物质互相作用，又产生新的香气。我们之所以觉得猪肉很香，烤鸭很香，鱼肉不香，就是因为油脂含量越高就越香。因为我们都喜欢这种香气，所以往往轻易地就摄入超标了。

如果我们希望自己健康，减肥效果更好，就必须控制脂肪摄入，也需要优化脂肪的来源。

减肥如何选择食用油

食用油是传统美食必不可少的，怎么忍心拒绝？再说，菜里没有一丁点油，幸福感又在哪里？当然，虽说油是必需品，但也不能过量。既然一日三餐都要用，那么选择什么油也很重要。

食用油的选择，主要从健康和减肥两个角度考虑，首先排除富含饱和脂肪酸的猪油、奶油和牛油。

猪油里富含饱和脂肪酸和胆固醇，这两种成分已经被证实是造成血脂异常、血压升高、动脉硬化的重要因素。猪油是一种营养价值很低的食用油。虽然它炒菜很香，但实在是没有益处，能不选择就不选择，真的很喜欢猪油的也要注意控制使用频率和使用量。

奶油是从牛奶里提取出来的，牛油是从牛肉脂肪层提炼出来的。这两种油都富含饱和脂肪酸和大量胆固醇，也要少用或者不用。

奶油相比牛油和猪油稍微好一点点，因为奶油在制取的过程中没有经过高温炼制，更好地保留了牛奶中的脂溶性维生素成分。如果特别喜欢吃奶油，可以少量低频率食用。

上述富含饱和脂肪酸和胆固醇的油脂不适合日常食用，它们无论对减肥还是身体健康都无益处。

选择合适的油脂，我们需要从两方面考虑：

第一，确认是否含有必需脂肪酸，一般是指亚油酸和α-亚麻酸。人体对亚油酸的需求量比α-亚麻酸大好几倍。亚油酸和α-亚麻酸属于多不饱和脂肪酸，油酸属于单不饱和脂肪酸。单不饱和脂肪酸具有降血糖、调节血脂、降低胆固醇的作用。

第二，根据烹饪温度需求选择不同油脂。

含多不饱和脂肪酸的食用油

大豆油

大豆油富含多不饱和脂肪酸——亚油酸。亚油酸是人体必需的n-6系列脂肪酸，它有显著降低血清胆固醇含量，预防心血管疾病的功效。大豆油不饱和脂肪酸含量高，在高温下易氧化变质，所以不太适合超高温的烹饪，比如油炸。

玉米油

玉米油是从生产玉米淀粉的玉米胚芽中榨取的。它的亚油酸比例很高，而α-亚麻酸含量极低，油酸含量也不多，整体营养价值跟大豆油差不多。

花生油

花生油是用花生仁榨取的植物油。花生油中的亚油酸、α-亚麻酸含量低于大豆油，但稳定性高于大豆油。花生油含有独特的花生四烯酸，在温度低于5℃时，花生油会絮凝。整体而言，花生油也是一种营养价值较高的食用植物油。

葵花籽油

葵花籽油是用葵花（向日葵）籽制取的食用植物油。它的亚油酸含量比较高，α-亚麻酸含量很低，油酸含量较高，也是一种营养价值较高的植物油。

菜籽油

菜籽油除含有常见的亚油酸、α-亚麻酸和油酸外，还含有芥酸和有害物质芥子苷，所以营养价值不高，可以不做选择。菜籽油因为价格较低，常常被用作人造奶油、氢化植物油的原料，也会被用来掺入其他食用植物油。

棕榈油

棕榈油是从油棕果的果肉中提取的植物油，富含饱和脂肪酸。棕榈油价格低，热稳定性好，大都被用于食品工业，用来加工富含油脂的食品，像面包、饼干、方便面等，或者用来制作食用调和油、氢化植物油等。它是营养价值较低的植物油，不推荐大家作为家庭用油食用。

上面这几种植物油的亚油酸含量都比较高，但是α-亚麻酸含量都比较低。下面来讲一种α-亚麻酸含量比较高的食用油。

亚麻籽油

亚麻籽油也叫亚麻油，是以亚麻籽为原料制取的油。亚麻籽油的优势是含有高比例的α-亚麻酸。α-亚麻酸对维持成年人的血脂水平，以及促进儿童的大脑和视力发育具有重要作用。所以亚麻籽油可以很好地跟α-亚麻酸含量较低的食用油互补。

含单不饱和脂肪酸的食用油

橄榄油

橄榄油是从油橄榄的果实中榨取的食用油。工业上一般采用低温（≤25℃）压榨工艺制取橄榄油，它称为初榨橄榄油，品质最好，不用精炼，可直接食用。之后2~4次压榨的油，品质不如头道油，需要精炼，它也叫精炼橄榄油。建议选购的时候优先选择特级初榨橄榄油和普通初榨橄榄油，而且最好是棕色玻璃瓶装的橄榄油，因为橄榄油很容易氧化。

橄榄油最大的营养优势是含有高比例的单不饱和脂肪酸——油酸，并且富含多种营养素，是一种营养价值很高的植物油，长期食用对心脏有益。

茶油

还有一种中国特有的油脂——茶油，它也含有丰富的单不饱和脂肪酸。但是它不是低温榨取的，而是高温精炼而成的，营养素会有所破坏，比橄榄油的营养价值低一些，不过它性质比较稳定，适合普通烹调和煎炸。

根据烹饪温度选油

选择食用油除了考虑必需脂肪酸外，还需要考虑烹饪温度。

低温烹饪油

初榨橄榄油和亚麻籽油，适合凉拌、做馅、蒸菜、煲汤等低温烹饪。因为它们容易氧化，不耐储藏，加热时还容易起烟。

炒菜烹饪油

中式炒菜用精炼的植物油，大豆油、花生油、玉米油和葵花籽油等都适合普通烹调和煎炸。

说到这里，大家应该知道了，油脂的选择也是要打组合拳的，保证各类必需脂肪酸的摄入才是最健康的用油方式。

你的厨房应该有3种油：

①亚麻籽油：补充α-亚麻酸，用于低温烹饪，如凉拌、煮汤、蒸菜等。

②初榨橄榄油：补充单不饱和脂肪酸，用于低温烹饪，如凉拌、煮汤、蒸菜等。

③炒菜烹饪油：比如大豆油、玉米油、花生油、葵花籽油等。

建议日常的饮食以各种炒菜烹饪油为主，每天食用点亚麻籽油和初榨橄榄油。

温馨提示：食用油的存储

油的存储也是很有讲究的，购买油的时候很少有人会买小瓶油，大多会购买5千克装的大桶油，感觉价格更实惠。可能在我们的印象里，油不容易变质变坏，是一种易储存的食品。其实不然，油脂虽然不会滋生细菌，但非常容易氧化。

油脂氧化是一种自由基反应，它不仅会降低油脂的营养价值，破坏不饱和脂肪酸，还会产生大量的自由基而加速人体衰老。

所以做好油的储存尤为重要，买回来的大桶油建议分装成小瓶，以1周左右的量为宜，用完后再补充。平常摆放也要注意尽量避免阳光下、灶台旁等温度高的位置，选择通风阴凉处存放。同时，油在存放过程中也要注意不要有水分进入，否则会加速油脂的氧化。

另外，新油和旧油不要混放在一起，盛放油的器具也要定期更换。品质优良的油在买回家以后，是否能充分发挥对人体的营养作用，就要看保存和使用是否科学合理。

储油的时候要记得干燥、避光、避高温、小瓶使用，开封后3个月内用完。像橄榄油、亚麻籽油，建议买小瓶装，2个月内用完。

知识能量站

🥣 脂肪不会通过流汗、排泄减少，也不会转化成肌肉，它主要是代谢后通过肺部呼吸排掉的。

- -

🥣 脂肪可以增加饱腹感，有细胞修复作用，是维生素和抗氧化剂的必需溶剂。

- -

🥣 健康减肥，必须控制反式脂肪酸的摄入，要学会看清包装食品里是否添加了反式脂肪酸。

- -

🥣 做好体重管理，每天脂肪摄入量不超过每千克体重0.8克。

- -

🥣 正常炒菜可以放油，不过最好少放。

- -

🥣 健康又利于减肥的油脂是含不饱和脂肪酸比较高的食用油，含饱和脂肪酸比较高的猪油、牛油、奶油等尽量不要食用。

- -

🥣 各种食用油要轮换使用，亚麻籽油、初榨橄榄油和大豆油（或花生油、玉米油、葵花籽油）每样来一点，健康多一点。

好好喝水，减肥事半功倍

医生总爱跟病人说回去多喝水；朋友感冒了，说多喝水；连男女朋友相互关怀，也是说多喝点水。但是喝水这么简单的一件事，绝大多数人都没做到。要说快速减肥的方法，莫过于多喝水。

你以为是饿了，其实是渴了

为什么叫大家每天多喝水？我们每天到底应该喝多少水？对人体细胞而言，最重要的营养是氧，其次就是水。人体的60%~80%是水，所以水的重要性是不言而喻的。很多成年人都会说水没味道，喝不习惯；有些小朋友或者青少年，渴了就喝饮料，喝水根本不在每日计划之内。

不喝水也是身体长胖和出现亚健康的重要原因。喝水能够促进胃肠蠕动，增加人体的新陈代谢，增加代谢就是增加消耗，瘦下来不就是因为消耗多吗？所以从这方面来说，多喝水可以帮助减肥。

水在人体内具有重要的生理功能

人体的很多器官都是需要大量的水来维持功能运作的，可以说我们每个人都是水做的。

水是细胞和体液（血液、消化液、脑脊液等）的重要成分。

水参与人体的新陈代谢，把营养素输送到组织，把代谢的废物通过尿液排出体外，让我们体内的各种生理化学反应顺利进行。

水可以调节体温，使我们的体温保持恒定。因为水的热容大，所以大量的水可以吸收代谢过程中产生的能量，使体温不会显著升高。在高温下，体热可以随着水分经过皮肤蒸发散失，以维持体温恒定。

眼球、关节、胸腔、呼吸道、腹腔和胃肠道等部位，都存在一定量的水分，它可以起到缓冲、润滑和保护的作用。

人体缺水会怎么样

缺水会导致血液黏稠

很多人没有喝水的习惯，只在感觉口渴时喝一点，并且经常用饮料代替，这样会使血液处于黏稠状态，严重时会影响身体重要器官的正常运作，引发心脏病和中风等问题。

生活里也经常听到人说喝太多水会加大肾脏负担，引起水中毒。其实相当一部分人是因为本身就有肾脏方面的疾病才会出现问题，肾脏健康的人按照正常所需量喝水是不会出现这个问题的。

也有人说喝了那么多水会稀释胃液。其实在你吃饭前，胃里并没有多少胃酸，谈不上稀释，我们只有吃东西后才会大量分泌胃酸。而且空腹喝水，水在胃里只会短暂停留，小部分被

好好吃饭，躺瘦

胃吸收，其他很快进入小肠，并被吸收到血液中，1小时之内就可以补充给全身的血液。

体内水分充足，可以提升身体状态，让我们精力充沛，帮助消化。

缺水会导致皮肤干燥，加快老化

水是人体细胞和体液的重要组成部分，长期缺水会导致皮肤快速老化。我们表皮中的水分含量低于10%时，皮肤就会干燥，而表皮中的水分多数来自我们喝入的水。

很多人说："我可以用护肤品来补水。"实际上，要想通过皮肤上的水分对真皮层起作用是挺难的，所以正确的做法是水要喝足，身体喝足水分的作用要大于护肤品的作用。

所以补水不光是往皮肤上喷水和使用护肤品，不能只通过外在途径对皮肤表层补水，皮肤表层的水分其实更多来自真皮，喝足够多的水能让真皮保持健康和活力。这才是更深层的补水。

缺水会出现水肿

很多人认为水喝多了才会出现水肿，其实恰恰相反。

当身体长期处于缺水状态时，身体为了自保，会加大水分存储，反而容易出现水肿。

消除水肿最好的办法是补水，补充身体所需的水分后，机体自然会将滞留的水分排出体外。

缺水会导致肥胖

在缺水的状态下，新陈代谢等多项机体重要功能会受到影响，减肥的效果会变差。

首先，喝水会增加身体燃烧的能量。有研究数据表明，每次喝500毫升水就可以额外消耗23千卡能量。

其次，水参与几乎所有营养素的代谢。减肥要减的是脂肪，而脂肪的燃烧代谢需要大量水的参与，如果水没有喝够，就会影响脂肪的代谢。

有研究数据表明，75%的人有长期身体缺水的情况而不自知，不过绝大多数的人无法准确区分饥饿和口渴。

有时候我们会把身体水分缺失引起的口渴误认为饥饿。因为两者在我们大脑里反应的区域是同一位置，所以大脑会误判，害我们吃进过多的食物。如果我们无法判断是口渴还是饥饿，可以先喝杯水试试，10分钟后再看看。

最后，水还是一种促进脂肪代谢的天然食欲抑制剂。如果你还在减肥，那么水喝够可以让你减少加餐或吃零食，瘦得更快。

所以多喝水有助于减肥，这是有科学依据的。

缺水容易造成便秘

现代社会有很多人会被便秘困扰，长时间不排便会引发多种疾病，伤害我们的身体。造成便秘最主要也最容易被忽视的因素就是缺水。

很多人便秘时会食用含高纤维的食品或者药品，但是想要纤维发挥通便的功能，需要大量的水分，如果水分不够，过高的纤维反而会引起更为严重的便秘。

喝够水，能使水分参与到我们的食物消化过程中，从而缓解便秘。

缺水会引起慢性疾病

身体长期处于缺水状态会引起各种慢性病和身体不适。有研究指出，轻度至中度缺水即便不是多种疾病的主要诱因，也是其促发因素。

如何喝水对身体好

喝水不要等口渴时再喝，口渴时身体已经处于缺水状态，并开始自发地利用调节系统进行水平衡的调节，这个时候喝水虽然可以补充丢失量，但并不是最好的时机。

少量多次喝水

一天当中任意的时间点都可以少量多次喝水，尽量慢慢喝，不要一口气喝完，给你的身体一些吸收的时间。

晨起后空腹喝一杯水

睡觉的时候隐性出汗和尿液分泌使身体损失了很多水分，体内会因缺水而导致血液黏稠，晨起后喝一杯水可以降低血液黏稠度，增加血容量。

睡觉前喝一杯水

睡前2小时可以缓慢喝下一杯200毫升左右的水，这对稀释血液和预防血栓还是有好处的。不过如果睡眠质量不好，睡前喝水容易起夜，可能比较影响睡眠质量，大家可以根据自己的情况调整。

每天应该喝多少水

水是非常重要的，现在比较提倡的喝水量是每天每千克体重30毫升。

比如，一个人的体重是60千克，那每天需要的水至少是1 800毫升，不过食物中也含有水分，所以一般每人每天喝水量大约为1 500毫升。

充足的水分会增加细胞的活力，提升皮肤的质量，保持肌肉和关节的润滑，并防止暴饮暴食。

判断自己喝水够不够有个简单的办法：观察自己的尿液的颜色。如果是很清澈或者是柠檬色，身体的水分就是在正常范围；如果是比较深的颜色，说明处于脱水的状态，脱水会导致身体功能下降。

很多人会说："就是不爱喝水怎么办？尤其不爱喝白开水，可不可以喝些咖啡之类的饮料来补充水分呢？"

事实上，补水最好的方式真的是喝水。咖啡和茶并不能起到很好的补水作用，它们都有利尿的效果，你会发现喝了大量咖啡和茶后，身体反而要排出更多的水，越喝越渴。所以如果喝茶和咖啡就要补充更多的水。

总之，水才是最好的饮料。不过如果真的喝不下白开水，那么加片柠檬，或者喝玫瑰花、菊花泡的花茶也是可以的。

知识能量站

🥣 水是人体不可缺少的物质，是细胞和体液的重要组成部分，它参与人体的新陈代谢，调节体温，润滑组织和关节，是维持生命最重要的营养素之一。

🥣 缺水容易导致皮肤干燥老化，出现水肿，造成肥胖，导致便秘，并引发慢性病。

🥣 每天的喝水量为每千克体重30毫升，一般建议每人每天喝水约1 500毫升。

🥣 少量多次慢慢饮水，晨起空腹喝一杯水，睡前喝一杯水，身体状态佳。

🍚 水果，吃着吃着就胖了

"水果要多吃。"这句话长辈都会经常叮嘱。所以在我们的生活习惯中，水果似乎是必不可少的，而且饭后来点水果也是经常之举。甚至，有些人为了减肥，晚餐不吃，光吃水果。其实大家并没有正确认识水果，存在很大误区。很多人的体重一直减不下来，其实是不知不觉吃水果吃胖了。

 ## 为什么减肥的时候要少吃水果

很多人一天不吃水果就会觉得少了点什么，甚至很多人会说："我可以不吃饭，但是不能不吃水果。"水果酸酸甜甜的，除了好吃外，大家认为它营养丰富，是非常健康又有保健功能的食物。其实这里有认知误区，水果并没有你想象的那么好。

水果里确实含有维生素、矿物质等营养成分，不过大部分是让我们发胖的糖（指化学意义上的糖，包含单糖、双糖、多糖）。

水果里的糖主要有4种：葡萄糖、果糖、蔗糖和淀粉。每一种水果含有的这4种糖的比例是不一样的，所以甜度也不一样。

一般以蔗糖的甜度作为对标的参考：如果蔗糖的甜度为1，那么果糖是最甜的，等于1.7倍的蔗糖；其次是蔗糖；再就是葡萄糖，等于0.7倍的蔗糖；最后是没有甜味的淀粉。

所以说，单凭我们的味觉是无法判断一种水果含糖量高不高的，因为水果里含的每一种糖的甜度是不一样的。水果甜不甜，不仅要看含糖量，还要看这种水果主要是含什么糖。

重点提一下果糖，它是一种单糖，它的代谢主要在肝脏中，过量的果糖进入肝脏后会转化成甘油三酯，留在脂肪里，形成脂肪肝，这也是很多人明明不喝酒但是有脂肪肝的原因之一。

常见水果的含糖量和甜度

含糖量低但甜度高的水果

优先推荐这类水果给喜欢吃甜，但又想要吃含糖量较低的水果的人，可以选择草莓、甜瓜、杏、西瓜、木瓜等。它们的含糖量都不到10%。

如果喜欢吃酸酸甜甜的、含糖量也不高的水果，可以选择柚子、杨梅、杨桃等。

含糖量高又很甜的水果

最常吃的水果，像苹果、葡萄、梨等，它们的含糖量一般是10%~12%，稍微高一些。但是像鲜枣、柿子、无花果、荔枝、香蕉、榴莲、波罗蜜等，它们的含糖量都在15%以上。其中，鲜枣简直是水果界的糖王，最高含糖量可达到29%。

很多人选择红枣补气血，每天吃上几颗，其实几颗干枣就抵过一碗饭了，含糖量太高。

含糖量高但是不甜的水果

很多水果具有欺骗性，我们吃着不甜，实际上含糖量却很高，一不小心就踩坑。你以为吃着没事，结果却让你发胖。

这些水果之所以带有欺骗性，要么是因为含有比较高的完全不甜的淀粉，要么就是因为甜味被别的味道掩盖了。

比如：火龙果并不甜，但它的含糖量差不多有11%；没什么味道的人参果，它的含糖量高达18%；夏天很受欢迎的百香果，酸酸甜甜的，其实它的含糖量差不多有13%；最具迷惑性的是山楂，很酸，但是它的含糖量差不多有22%。由此可见，小小的水果到处都是坑。

当然，也有堪称"正人君子"的水果，不酸不甜糖也少，它就是小番茄。大家可能以为小番茄跟普通番茄一样属于蔬菜，实际上小番茄是水果。如果四格饮食法要用番茄作为蔬菜，建议用普通番茄。什么蔬菜都没有，那么小番茄也可以临时采用。

 ## 减肥期间水果怎么吃才不胖

如果是在集中减肥期间，最简单的办法就是用水果代替正餐中的主食。

替代的对标食物是米饭。正餐一份米饭一般是100~150克，100克米饭含有的碳水化合物大概是25克，也就是说你一餐吃的碳水化合物是25~38克。一般女孩子摄入的碳水化合物在30克以内。那接下来我们把这些碳水化合物的量换成你想吃的水果的量。

比如想吃个桃子，一个大桃子差不多是200克，100克桃子的碳水化合物是11克，那么吃个大桃子摄入的碳水化合物的量差不多等同于吃100克米饭的量了。

再比如，一个中等大小的苹果在200克以上，大橙子也是差不多200克，它们的碳水化合物含量也约等于100克米饭的量。所以大家拿不准的时候，可以用这样的量来代替主食。

如果过了集中减肥期，对减肥要求没那么高，就可以每天吃一点水果，但要控制好量。推荐三餐以外吃一份100~200克的水果，那差不多是一个苹果，或一根香蕉，或几个草莓，或两个猕猴桃的量。

水果不是不吃，也不是大吃，适量吃就好。当然，水果里也有蔬菜没有的营养素，所以可以适当食用，但别一吃就是一大盘，这样对减肥是很不利的。

常见的"伪水果"

果蔬片

网上的各种果蔬小零食、香蕉片、秋葵干等通常是低温油炸的，这种工艺比普通的油炸对营养素的破坏程度低一些，但是因为想要有香酥的口感，不得不加大用油量，这种零食就只能归类于高脂肪的长胖零食了。

不过水果干里也有比较健康的，那就是真正的水果干。它们不添加糖和油，通常是晒干、风干、烘干、冷冻干燥的，是干燥脱水处理以后的水果。当然，这个过程还是会失去一部分维生素，同时也浓缩了糖，所以通常能量是比较高的。大家想想，一个苹果，做成苹果干能有几片。如果偶尔吃，也就是尝个味道就好，注意控制食用量，因为这种水果干最容易吃多。

蜜饯

蜜饯有两种。一种是很甜的果脯，以新鲜水果作为原料，加糖或蜂蜜等腌制而成。果脯除了本身含有的糖分以外，还有大量的添加糖，像常见的杏脯、蜜枣、芒果干、猕猴桃干等。果脯因为含糖量极高，能量也是超高的，所以不吃最好，要吃也要极度克制。

大家以为这就是最可怕的蜜饯了吗？其实我们生活里还有一种更可怕的蜜饯，那就是咸蜜饯，常见的有话梅、盐津葡萄干、盐津陈皮。这种蜜饯，大家吃起来可能不是很甜，还咸咸的，就以为含糖量肯定不高，但是它们在制作过程中不仅加入了大量的糖，还会添加大量的盐。一般100克这种蜜饯的钠含量都超过1 500毫克，随便一款都有1 700毫克，而我们一天的钠摄入标准是不超过2 300毫克，一不小心不仅糖会超标，钠也会严重超标。

类似以上的食物能不吃就不吃，因为只要你开始吃，就停不下来。

果汁

随着各种厨房高科技进入我们的生活，我们好像越来越喜欢图方便，水果也不想咀嚼了，直接喝新鲜的果汁，事实上是很不推荐这种吃法的。

首先，经过榨汁机的处理会破坏水果里宝贵的膳食纤维，而且变成果汁后血糖指数也会飙升。本来吃进去的完整水果还含有膳食纤维，并且是需要消化的，它的血糖上升速度是比较慢的，现在变成液体的糖水，不需要咀嚼，在肠道里的吸收速度变快，血糖上升也就更快了。

其次，我们喝果汁的时候，还有一个大问题，那就是食用量会更多，例如我们平时吃一个大橙子就会觉得比较有饱腹感了，但是当你喝的是果汁的时候，你就可以轻易喝下两三个橙子榨的橙汁。你想想，这等于两碗米饭让你毫不费劲地"喝"下去了，这么喝，想不胖都难。

所以，如果要吃水果，就只吃原形的完整果实，这样营养素能被充分保留，既有饱腹感也不会吃多，是最好的食用方式。

知识能量站

- 水果含糖量比较高，大量吃水果不仅对血糖有影响，糖还会转化为脂肪，需要控制食用量。

- 如果集中减肥期间想吃水果，可以替代主食来吃，按照跟米饭对标的碳水化合物含量来计算到底应该吃多少。

- 非集中减肥期，每天食用的水果在200克左右。

- 食用水果的时候优先选择含糖量低的水果。

- 果蔬片、蜜饯含糖量极高，能量也超标，尽量不吃或者少吃。

- 水果榨汁不仅会减少营养素，引起血糖升高，还容易吃多，推荐吃原形整果。

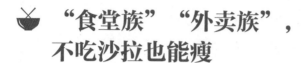

"食堂族" "外卖族"，不吃沙拉也能瘦

前面已经讲了平衡膳食的四格饮食法、进食顺序，如何选择蔬菜、优质蛋白质类食物、主食，以及如何少吃水果、多喝水来达到有效减肥的目的。但很多无法保证在家吃饭的人仍心有疑虑：在外就餐的时候好像没有那么多选择，那么减肥的人怎么选择外食？

为什么外食会让人长胖

身体的正常运转获得能量最直接的方式就是吃进食物。食物被我们吃进去以后，经过身体的代谢，将能量释放出来，一部分用于维持我们的体温，另一部分作为能源来维持我们的各项生命活动。

我们吃进去的食物提供了生长发育和日常活动所需的营养素，有助于维持身体健康。营养素有40多种，碳水化合物、蛋白质、脂肪、矿物质、维生素、水和膳食纤维是常见的七大营养素。为我们身体提供能量的主要是三大产能营养素——碳水化合物、蛋白质和脂肪。这三大产能营养素的供能分别是：1克碳水化合物产能4千卡，1克蛋白质产能4千卡，1克脂肪产能

9千卡。也就是说同样重量的三大产能营养素，脂肪的产能最多，同时这也说明吃进去同等重量的产能营养素，脂肪最容易让人发胖。

这三类产能营养素进入体内后，最先被利用的是碳水化合物。碳水化合物作为主要的产能营养素，支撑我们身体的活动。但如果摄入过多，未被消耗的糖分小部分会被转化为糖原储存在肌肉或者肝脏中，更多的会转化为脂肪。

蛋白质虽然也可以供能，但是它有更重要的功能。蛋白质主要用来形成人体的组织结构，以及我们体内大部分的酶、激素、抗体等，特殊情况下也可以用来提供能量。

脂肪的作用主要是提供能量。脂肪如果摄入过多，身体使用不完，会直接被储存起来。这些被储存起来的脂肪首先储存在我们的器官周围，作用之一是保护器官组织，但过量的存储也是使我们腰腹变粗、长赘肉的原因。

我们身上的赘肉就是身体消耗不完的能量存储起来形成的，这些能量主要也是来源于食物中的三种产能营养素，特别是过量摄入的脂肪和碳水化合物（特别是精制糖）。

但是生活中也有一些人常常会说："我是喝水也长胖的体质。"

喝水肯定是不会长胖的，因为水是没有能量的，喝到人体里也不会变成油。不过确实有的人即使吃得不多也会长胖，因为这类人基础代谢率比较低。

基础代谢是指维持体温和人体最基本的生命活动（如呼吸、心跳、血液循环等）所需的能量消耗，它是我们每天能量消耗的大头，占到60%~75%。

一个人身体功能越强大，肌肉含量越高，基础代谢也会越高，也就比别人更不容易长胖；反之，基础代谢低的人就很容易发胖。有节食经历的人，一般基础代谢都会受到损伤，只能靠均衡健康饮食和运动慢慢恢复。

让我们长赘肉的原因有三个：

①吃得不对，营养不均衡。

②吃得过多，过量进食不必要的高能量食物。

③基础代谢率低。

对于上班族来说，在外吃饭是很难避免的。以上长赘肉的原因，至少前两个都是外食最容易造成的。

下面就来解决大部分上班族最操心的问题：减肥期间怎么点外食？

 ## 九大外食系列点餐秘籍

外食点餐原则：

①遵循四格饮食法：每餐有1份主食、1份优质蛋白质类、2份蔬菜。

②控制油脂的摄入。

③控制高碳水化合物（特别是高糖）的摄入。

根据以上原则，结合各种生活场景，这里给大家提供一份详细的外食点餐参考清单。

食堂系列

如果有食堂，建议大家优先选择吃食堂，毕竟食堂可供选择的食材比较多。主食可以选择米饭，有粗粮的优先选择粗粮；蔬菜推荐多样化，优先选择蒸菜系列；蛋白质避开高脂肪的肉类，优先选择鱼虾类。这样就是很标准的一餐了。

快餐系列

各种快餐小店的很多套餐基本也能满足我们的减肥餐需求。

鸡腿饭：除了原有蔬菜外多加一份蔬菜，就是非常好的搭配。有些连锁快餐店的香菇鸡腿套餐，加一份蔬菜也是不错的选择。

黄焖鸡：米饭配上去皮的黄焖鸡，点餐的时候多加一份蔬菜，就是标准的一餐了。

麻辣烫：对，就是麻辣烫，它食材丰富又新鲜，非常适合减肥的人。不过要注意汤底，一般推荐用清汤，然后再加点调料。如果接受不了，可以一半清汤加一半骨汤，提提味，但是注意千万别喝汤，因为脂肪和盐都在汤里，辣椒油也要控制。

像盖饭这种快餐要少吃，尤其是宫保鸡丁、鱼香肉丝、京酱肉丝、地三鲜等。这种盖饭口味重，蛋白质少，吃进去更多的是主食和调味料。

便利店系列

便利店选得好也有不错的搭配。最推荐的搭配是来一份关东煮（各类蔬菜），蛋白质就点一个茶叶蛋加两三个丸子，主食来一片全麦面包，如果有卖玉米的可以选择玉米。

　　蔬菜关东煮也可以搭配一份三明治，三明治选择没加沙拉酱和奶酪的，这样也算不错的一餐。

　　如果时间比较紧迫，三明治加一盒纯牛奶或者一个鸡蛋也是可以应急的。

　　但是便利店里那种包装的冷冻套餐就不推荐了，它不仅重口味、高酱汁，而且它的米饭含少量猪油（因为这样可以让米饭看起来晶莹松散，隔夜也不会粘在一起）。如果不得不吃便利店的米饭，就要适当减量。

咖啡轻食系列

　　牛肉、鸡肉、金枪鱼、三文鱼沙拉都是比较好的选择。沙拉一定要注意酱汁，各种千岛酱、凯撒酱、蛋黄酱、甜味沙拉酱等都是高糖、高脂肪的沙拉酱，都不推荐。大家可以优先选择油醋汁，当然，如果一份油醋汁的量比较大，推荐减量添加。

　　现在各种轻食的搭配一般都比较丰富，粗粮、优质蛋白质、蔬菜都会有，大家点餐之前确认好有哪些就可以了，特别要注意区分那些被误认为是蔬菜的主食，像南瓜、土豆都算主食，不属于蔬菜。

　　沙拉里有的时候为了口感好会添加一些水果干，像葡萄干、蔓越莓等就不太推荐食用，因为它们糖分都比较高，也没有什么营养。如果添加的是少量坚果，大家可以放心吃，因为它可以补充优质的脂肪和蛋白质。

　　另外，轻食餐厅常常也会有各种粗粮卷，一份不加奶酪和沙拉酱的鸡肉卷或牛肉卷，配上一杯美式咖啡或者卡布奇诺也是不错的快手餐。像凯撒酱鸡肉卷，一餐吃半个，再来杯脱脂的拿铁，也是不错的快手餐。

还有一点要特别提醒：现在大部分健康沙拉外卖里都配有牛油果，因为牛油果脂肪含量高，所以减肥期间不推荐食用。

中餐系列

一般能做小炒系列的餐厅都是不错的选择，唯一要记得的就是尽量少油、少盐、不放糖。点餐的时候尽量避开高糖多油的食物，像烧腊、糖水这类。蔬菜选择清炒、蒜泥都可以，优质蛋白质类优先选择鱼虾类、豆制品或瘦肉类，主食尽量选择粗粮或者少量米饭。

在选择中餐的时候，尽量少进川菜馆、湘菜馆，毕竟重油、重辣的食物太容易让食欲大增了，扑鼻而来的香味，让人根本抵抗不了它的诱惑。住在四川、重庆、湖南、广西等地需要减肥的人，如果口味上偏好重油、重辣，那么还是建议稍做去油处理。

西餐系列

西餐里最常见的蛋白质类食物是牛排，蔬菜很容易满足，可以来一份沙拉，主食可以选择意大利面或者土豆泥。

日式料理系列

日式料理有很多刺身，它们都是优质蛋白质类，也没什么调料；蔬菜类也有蔬菜沙拉；主食可以选择不加沙拉酱和奶酪的寿司。不过像拉面、天妇罗、烤串、鳗鱼就不在点餐清单里了。

韩式料理系列

各种泡菜锅都可以，要注意泡菜辣酱，提醒少量添加，并且不喝汤；另外，像韩式烤肉（不要五花肉这种带肥肉的）也不错，海鲜、瘦肉、蔬菜和米饭都能满足，也是要注意少吃蘸料。

火锅系列

火锅其实是非常好的减肥餐，只要注意油脂和蘸料就可以了。可以选择菌菇锅底，点些蔬菜和菌菇，羊肉、牛肉都可以吃，但是要吃瘦的，五花肉等含肥肉较多的就算了。千万不能点麻辣锅底，麻辣锅底里面有大量油脂，你涮过的东西裹着油脂吃下去，反而更增肥。

主食可以选择吃玉米、土豆、莲藕、山药等，这些在火锅店的蔬菜拼盘里最常见。

特别要强调的是火锅蘸料的问题，海鲜汁、酱油是可以点的，但是芝麻酱和各类加工蘸料的能量还是比较高的，就不推荐食用了。

总而言之，外食的时候大家在保证四格饮食法的搭配的前提下，控制油和碳水化合物（特别是糖）的摄入，就能比较好地控制摄入的能量。如果食材实在是太重口味，食用之前过一下水，可以减少不必要的能量摄入。

如果经常需要外食，为了减肥效果更好，推荐大家准备一些可以随身携带的补救食材，比如小黄瓜、小番茄、鸡蛋、牛奶和全麦面包等，以备食物搭配不合理的时候做补充。这些补救食材和外食结合，也能够形成很好的减肥搭配。

知识能量站

- 身体的三大产能营养素——碳水化合物、蛋白质和脂肪，缺一不可，应均衡摄入。

- 营养不均衡，过量食用高能量食物和基础代谢率低，都易发胖。

- 外食点餐原则——牢记四格饮食法，每一餐1份主食、1份优质蛋白质类、2份蔬菜，控制油脂和碳水化合物（特别是糖）的摄入。

- 预备外食补救食材，吃得清爽瘦得快。

暴饮暴食后如何不发胖

减肥过程中会出现一些紧急情况，比如：因贪吃或情绪不好而暴饮暴食，无法避免的应酬，等等。这时候该怎么办呢？

其实这些都是日常生活中常见的情况，有的人在减肥期间一听到要约会、要应酬就紧张得要命，很害怕，不知道明天出去该怎么办，会不会"破功"。其实没关系的，这些都是我们身为一个社会人会遇到的事情，都是可以调整的。

偶尔一顿暴饮暴食没什么大不了

因为与同事、亲朋好友聚会，美食太多了，我们虽然是在减肥，但这一顿控制不住大吃大喝了，怎么办？

可能是一场社交，可能是一次约会，也可能是孤单无聊，吃了一顿大餐，吃了一包薯片，吃了一袋零食。

吃完就后悔不已，然后就开始自责。

放轻松，这一顿吃完，明天调整饮食就好了。

我们胖起来不是因为这一餐，而是因为经常性的超能量饮食。今天吃了以后，得到了满足，那就告诉自己：接下去两三天我就更有动力做好标准饮食了。

在减肥期间，不存在吃一顿就"破功"之说，别让一餐美

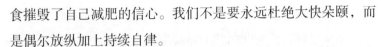

食摧毁了自己减肥的信心。我们不是要永远杜绝大快朵颐，而是偶尔放纵加上持续自律。

所以，一旦决定好好吃一顿，那就享受这一刻的美食，然后继续走在减肥的路上。

暴饮暴食前怎么预防

情绪

保持愉悦的心情，不焦虑。

喝水

有应酬的当天务必喝超过2 000毫升的水，甚至可以喝更多的水。这点很关键，它不仅可以加快身体的新陈代谢，还可以避免应酬时进食比较杂乱而带来隔天便秘的可能性。

餐前准备

在吃应酬餐之前先增加绿叶蔬菜的进食量。外食常常伴随着很多的隐形碳水化合物，而且应酬餐很难吃到很多绿叶蔬菜。餐前吃蔬菜一来可以给应酬餐挤掉一些碳水化合物"预算"，二来可以补足一天的蔬菜量。

进餐选择

外食时依然可以按照四格饮食法搭配进食：进食前先喝杯温水，进餐顺序依然是蔬菜、优质蛋白质类、主食。如果进食时有很多诱人的肉类，可以按照自己的喜好多吃些，同时减少主食量或者不吃主食。

好好吃饭，躺瘦

应酬饮酒

如果可以，减肥期间杜绝酒精摄入。酒精对减肥效果影响巨大。这不仅是因为酒中的碳水化合物含量高，而且是因为酒精对体内环境的刺激较大，会影响多种维生素的吸收，降低脂肪的分解率。此外，饮酒后食欲会大增，调节周期也会加长。如果不得不喝，可按以下顺序选择酒：优先选择红酒，一杯的量为上限，其中干型葡萄酒、起泡酒要杜绝，它们的能量比较高；其次是白酒；最不建议喝啤酒，啤酒虽然酒精含量低，但容易喝多。

暴饮暴食后怎么补救

一般大餐之后体重会有小范围上涨，但是不用担心，一顿饭长起来的体重肯定不是脂肪。体重上涨的原因一般有两个：第一个是你吃进去的东西太多了，身体尚未消化完增加的重量；第二个是大吃大喝的时候，钠往往摄入比较多，身体为了维持钠和水的平衡会出现水肿，导致体重上涨。

重油、重盐大餐之后

如果这类重口味的食物吃多了，在吃的时候就要大量喝水。重口味食物吃太多的第二天，体重一般会有2斤左右的浮动，因为高盐会造成水肿。

如果是消夜时间吃了重油、重盐的大餐，睡之前1~2小时还要多喝水，同时第二天早上起来可以再喝一大杯水，不吃主食或者减半，吃大量的蔬菜和优质蛋白质类食物，并且这1~2天的深色绿叶蔬菜要吃得更多一些，水也要多喝一些。这样基本1~2天就能恢复正常，如果有时间，可以配合30分钟快走。

爆碳大餐之后

如果吃了很多甜品等高碳水化合物的食物，那补救的方法就是接下来的几天降低碳水化合物的摄入量，同时增加喝水量和深色绿叶蔬菜的食用量。

吃完太多甜食的第二天早上不进食碳水化合物或者少量进食，蔬菜和优质蛋白质类食物吃够吃饱（低血糖的人根据自己的身体状况调整），接下来2~3天吃的主食以粗粮为主，南瓜、山药、红薯最好，控制一下碳水化合物的摄入。

肉类大餐之后

记住一个原则：当你吃很多肉、很多油的时候，只要不吃高碳水化合物的食物就会好很多。比如你吃了猪蹄，喝了排骨汤，只要不是搭配高碳水化合物的食物吃，存储的脂肪会稍微少一些。但是如果高油脂搭配上高碳水化合物，两者一起堆积就麻烦了。

记住这一条：无论你怎么吃，深色的绿叶蔬菜要多吃，碳水化合物含量高的食物要减少一点，水要多喝。新陈代谢上来了，调整好也是很快的。吃很多肉的时候不吃主食，掌握好这个原则就不用太担心了。

当然，如果你只是纯粹因为想吃，可以把它当成对自己减肥的奖励，奖励自己大吃大喝一顿，这也就是我们所说的"欺骗餐"。欺骗餐其实就是吃一顿大餐后告诉你的身体："我没有在减肥，你也没有遇到什么问题，我很健康，没有饥饿、没有生病，你可以正常代谢运转。"适当加欺骗餐对减肥也是有帮助的。

一般而言，集中减肥期间，每2周可以给自己来顿欺骗餐，不过建议一个减肥周期结束以后才给自己安排一顿欺骗餐。

根据自己的减肥进度，后面可以每隔2周或者1周安排一次欺骗餐，让你的身体慢慢适应，这不会影响很多人的生活仪式感，到那时候基本上胃口也会变小很多，进食会减少。规律性欺骗餐也是有利于减肥的，但是这种欺骗餐不能频繁吃，一周一次是比较好的。大家一定记得不要吃撑。

我们常说"每逢佳节胖三斤"，但是等你掌握这些方法后，胖是不存在的。

最后大家一定要记住：万一放纵了，重新开始就行，一切都在你的掌控之中。

知识能量站

🍲 应对外出聚餐、应酬等场景，不要慌，保持心情愉悦，做好预防工作，多喝水、少饮酒，蔬菜、优质蛋白质类食物、主食的进食顺序不要忘。

🍲 暴饮暴食之后可以补救，多喝水，多吃绿叶蔬菜，含碳水化合物高的食物少吃一点，适当运动。

🍲 集中减肥期，可以适当安排欺骗餐，让减肥充满仪式感。

⬤ 不暴汗，不撸铁，"懒人运动"也能瘦

说起减肥，我们脑子里冒出来的就是满头大汗的运动：早上跑个十公里，再请私教来个撸铁，不然就骑动感单车。我花了这么多篇幅和大家讲吃，实际上常说的一句话"管住嘴，迈开腿"中，管住嘴才是最重要的。说是"七分吃三分练"，实际上说"九分吃一分练"都不为过。

但话说回来，运动是值得鼓励的，也是需要的，运动能够提高身体素质，让身体更年轻。从减肥的角度来说，在做好饮食搭配的前提下，有针对性地微运动，减肥效果更好。尤其是要减掉女生特别关注的"游泳圈"——腰腹脂肪堆积，"懒人运动"就特别适合。

"懒人运动"减肥法

接触了这么多减肥的人，我发现减肥之所以对很多人来说很难持续下去，是因为减肥往往要给生活增加很多难度。比如这个不能吃那个不能吃，或者需要安排一整段时间来运动，这对很多成年人来说是很不现实的。"懒人运动"减肥法就是在不破坏原有生活平衡的情况下，尽可能做些轻微调整，随时随

地就能做。这些运动方式看似很简单，但只要你给自己点时间持续做，它们一定会给你带来小惊喜的。

第一种：腹式呼吸

腹式呼吸可以随时随地做，想起来就可以做一组，不管是开会、坐车，还是写文件，任何时候都可以不知不觉地开始。

腹式呼吸对于腰腹瘦身有非常好的作用，还能够缓解疲劳。记住下图的腹式呼吸方法，每天坚持做几组，你会有意想不到的收获。

"懒人"瘦腰神招——腹式呼吸

第一步，坐直坐好，身体保持放松。

第二步，保持脊柱挺直，想象有一根绳子把你的头向上拉长。

第三步，吸气，慢慢让空气进入腹部。感觉空气充满腹部，肚子和腰向外扩。

第四步，呼气，慢慢把气呼干净，感受腹腔瘪下去。气呼得越干净，你越会感觉全身的肌肉都在收紧，甚至有点颤抖。

第五步，重复前面的步骤。

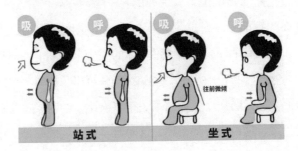

第二种：吸腹快走

走路的时候收紧你的腹部核心和臀部，摆臂大步快走20~30分钟，这不仅减肥，还瘦腰。

先收好这两种"懒人运动"减肥法，我们再来详细了解一下其他运动。

减肥期间，运动强度怎么安排

我们常常听说运动要30分钟以上才开始消耗脂肪，这其实是个误区。有研究表明，在一定心率下，一个人分3次走够30分钟和一次走30分钟的燃脂效果是一样的。同样是运动30分钟，连续走完和分开走效果并没有区别，所以大家靠碎片化时间运动也是可以的。

对于减肥来说，最好的运动强度是什么样的

本书介绍和倡导的运动，都适合没有运动基础的运动"小白"。在四格饮食法的指导下，配合不太费劲的规律运动，比如走路，会事半功倍。

不过走路的强度也是有讲究的。

现在的智能手环都能够提示你的运动强度是否已进入燃脂区间；如果没有手环，可以通过身体的反应来判断。一般达到稍微有些喘气、呼吸稍微快了一些的状态就可以；如果大口喘气、呼吸急促，那样的强度就太大了。很多人跑步的时候就是那种太剧烈的状态，这说明心率太高，这时候身体消耗的是糖，不是脂

肪，所以快走的节奏是比较适合的。

心率是多少的时候更有利于减肥

当我们运动的时候，随着心率的不断上升，脂肪消耗也会在慢慢上升到一个顶点之后开始慢慢下降，直到脂肪消耗为零。而我们身体里的糖随着心率的升高，消耗也会越来越大。

也就是说，当心率到某一个数值的时候，脂肪代谢是最高的，所以我们运动的时候找到这个顶点对应的心率很重要，此时的心率叫最佳燃脂心率。

随着心率的提高，我们消耗的更多是身体里的糖分，就不消耗脂肪了。大家可能说糖分也有能量，多消耗也会瘦吧？这没错，但是我们消耗大量的糖以后，就很容易饿了，这可能会让你吃进去更多的能量，这也是为什么很多人每天做大量的运动，体重却没掉下来。

另外，因为每个人的身体状况不同，最佳燃脂心率也会不同，大家运动的时候不一定要计算准确的数值，一般让自己达到中等强度的运动状态就可以了。

有手环当然最好，可以直接测量心率，或者根据手环的静息心率来测算比较准的数据；如果没有手环，我们也可以用粗略的方法估算我们的燃脂区间。

一般来说，运动的时候每分钟的最大心率是220减去自己的年龄，而比较适合的燃脂心率是在此基础上乘以60%~80%。比如30岁的人，最大心率是190次/分，乘以60%和80%，那么燃脂区间就是114~152次/分。不过如果是不怎么运动的人，数值一般会小一些。

刚开始运动时，稍微走快点可能就会气喘吁吁，心率上升比较快。运动一段时间之后，心肺功能加强，同样的运动量，心率上升速度变慢，这时候就可以提高运动速度了。

运动时间多长合适

关于运动时间，从能量消耗的角度来说，只要你动起来就是对健康有益的。在减肥时期，我建议每次运动持续20~30分钟，运动量太小没什么效果，运动量太大又难以坚持。每次20~30分钟的强度和时间，任何人都能完成，比如饭后快走，或者上班时间多走一站路。

当然，有条件的可以走得久一点，一般建议不超过45分钟。每天都走路的人，一定要做好走路前的热身和走路后的拉伸，这会让你的全身燃脂更快，走路后的拉伸对于需要瘦腿的女性朋友异常重要。

很多人都以为，运动时间越久，强度越大，减肥效果越好，所以才会出现那种一味追求时间和强度的例子。但我想说的是，恰恰相反，对普通人来说，运动强度太大，运动时间太长，减肥效果并不会更好。

组合运动效果最好

减肥时最好有氧运动和增肌运动相结合。有氧运动时间比较长，消耗能量比较多，燃脂作用比较强，尤其是瘦腰效果很好。增肌运动可以让身体紧实有型，对体态影响比较大。

有氧运动顾名思义就是氧气能够充分氧化身体里的供能物质的运动。对于想减肥的人来说，它燃脂效果比较好，而且因为是中低强度的运动，不容易受伤。一般运动持续时间超过5分钟依然可以保持呼吸稳定，没有感到难受的运动称为有氧运动。

典型的有氧运动：快走、慢跑、游泳、骑自行车、太极拳、健身舞、韵律操等。

无氧运动就是那些要求高强度、爆发力、短时间、肌肉处在无氧状态下的运动。无氧运动让人在20秒到2分钟就会出现心跳加速、呼吸急促、肌肉酸痛的感觉。无氧运动优先消耗的是糖，最刺激肌肉生长，对提高心肺功能很有帮助。

典型的无氧运动：波比跳、短跑、重器械锻炼等。

有氧运动和无氧运动的根本区别在于能量代谢系统不一样。

对于运动"小白"来说，在减肥初期建议先做有氧运动，在体重降下去，身体状态也恢复活力之后再适当加一些无氧运动，循序渐进，每周两三次就可以了。

到底什么时间运动更好

对于燃脂来说，更好的运动时间是饭前，饭前可以做有氧运动20~30分钟。人刚吃完饭，一肚子食物，血糖会大幅度升高，如果这时候运动，不仅会胃不舒服，消耗的也都是糖。如果是饭后运动，吃过饭后1小时更好，不要一吃饱就去运动。

另外，如果有运动习惯，饭前的高强度运动可以带来更多的肌肉分解、脂肪分解，这种分解会刺激身体重新合成蛋白质，更有利于肌肉的形成，甚至有利于分泌更多的生长激素，从而延缓衰老。

 ## 运动前后应该怎么吃

如果你只是做些低强度的运动，比如瑜伽、快走等，运动前可以不进食。

如果是去做强度大一些的运动，可以提前半小时吃一些中低血糖指数的食物，这能让我们运动的时候精神更加饱满。运动前喝杯奶，吃碗酸奶燕麦粥或者一个大苹果，都是能够让我们的血糖在1小时内保持稳定的，这样运动就不用太担心了。

长期健身的人，运动前可以吃点中高血糖指数的食物，比如香蕉、面包。

运动结束后要休息到心跳恢复正常再进食，那差不多间隔30分钟以上。进食方面，因为运动的时候肯定会出汗，首先必须补充大量的水分，这个时候也是补充蛋白质的好时机，比如喝杯牛奶是有利于肌肉生长的，也不会给胃肠带来太大的负担。

我们常常听说，运动过后要补充大量的蛋白质，这对于刺激肌肉合成是有帮助的。但是对于大部分运动"小白"来说，这个需求不大，如果你做了一些无氧运动、力量训练，运动结束时吃一个鸡蛋或者喝一杯奶就够了。

知识能量站

🥣 腹式呼吸和吸腹快走，瘦腰减肥最佳方式。

🥣 微喘、呼吸稍稍加快的中等强度的有氧运动最有利于减肥。

🥣 推荐饭前运动20~30分钟，如果强度稍大，可以提前吃点中低血糖指数的食物，以保持血糖稳定。

🥣 强度较大的运动后补充一些优质蛋白质有利于刺激肌肉的合成。

🥣 要想不反弹，还要懂点心理学

相信每个减肥的人最担心的就是反弹，其实很多时候反弹并不是减肥方法有问题，而是你的内心出现了问题。

布拉德·皮特主演的电影《燃情岁月》里有一句台词：有些人总能清楚地听到自己内心的声音。

现在通信如此发达，但当你拿起电话或者打开微信想找个人倾诉的时候，往往很难找到一个可以随时倾诉的伙伴。

最终所有的情绪只能自己来处理。也只有自己，能够完整地倾听自己内心真实的声音。

 体重反弹的心理原因

不知你有没有想过减肥的目的是什么。大概率是为了瘦。那么瘦是为了什么？是为了美。美是为了什么？取悦他人吗？不是，是为了更愉悦地接纳自己。

在减肥成功之前，很多人一边吃，一边觉得自己胖；但一边嫌弃自己胖，一边又报复性地吃。

是什么引起这样的恶性循环？

如果问你什么是减肥路上最大的拦路虎，很多人会说是不自律。

是因为不自律最后有了胖胖的自己吗？我想给你一个不一样的答案：不是不自律，也不是懒惰，而是亏欠，是对自己严重的亏欠。

严重的亏欠，意味着你根本没有好好照顾自己，胖是给你的一个信号，很重要的信号：你有多久没有好好爱自己了？这种亏欠有两个层面。

第一个层面：营养结构上对自己身体的亏欠

让人发胖的饮食习惯通常是高油、高盐、高糖的，总量上摄入很多，但是在营养结构上非常匮乏，蛋白质和维生素严重不足，而且喝水很少。这种饮食模式是最容易发胖的。现在经常说"肥宅"，它就是一个人在家有什么吃什么，而且是大量吃进那种简单方便的"垃圾食品"，从而导致肥胖。

我们听到最多的一句话就是"随便吃点"。就是这句"随便吃点"让我们随意对待身体的需求，它需要的我们不给，它不需要的我们拼命吃。

我的学员里有位妈妈，她说："开营第一天，看到指导老师在班群里发消息说要好好吃早餐，于是我拿出盘子，给自己炒了个蔬菜，分了盘，一口一口慢慢吃，吃完才发现，这么多年都是先生和孩子吃完早餐剩下什么我吃什么，我是第一次抛弃先生和孩子的剩菜剩饭，好好给自己做了顿早餐，只花了10分钟。"

妈妈们在准备饭菜时总是在想着孩子喜欢吃什么，老公喜欢吃什么。那么你们呢？你们看见自己了吗？

当身体发胖的时候，你就是在忽视自己。你对自己不够好，才导致饮食上的不均衡，对自己身体有了亏欠。

第二个层面：心理上对自己的亏欠

因为心里觉得受了委屈，所有的委屈和亏欠用了同一种方式来弥补——吃。

当你一个人在家的时候，你总觉得应该做点什么，于是你拆开了零食袋。这时候你需要的是零食吗？不是，其实你需要的是朋友。

当你因为和同事关系紧张，工作上做得不开心时，你只能去暴吃一顿。这时候你最需要的是食物吗？不是，是同事的表扬，又或者是朋友和家人的鼓励。

当你感情不顺的时候，你非常不开心，出去喝酒。这时候你最需要的是酒吗？不是，你需要的是朋友或爱人的抚慰、关心。

这些发生在自己身上的不容易、不顺意和不开心，会让你怪罪自己不够好、不够美、不够努力，然后你就开始不自信。表面上接受自己的不完美，其实是开始嫌弃自己，进而演化为自暴自弃。其实，每个胖子身上都有一个委屈的灵魂。

发胖只是表象，被亏欠才是真实原因。所以在减肥的过程中就要特别注意，我们要做的是关爱自己，建立自己的社会支撑系统，也就是身边有支持你的朋友、家人和同事。构建良好的人际关系是和这个世界和平共处最好的方式。

关爱自己，是积极解决问题的方式，而不是选择被动地接受，以及消极地沉沦。去努力，去恋爱，去关爱，去倾诉，去表达，让朋友、家人、同事明白你的真实感受。

所有的亏欠都来源于你的沉默以及被动地接受。

对自己好一点，学会倾听自己身体的声音。只有你，才是你身体的主人；只有你，才能对你的身体发号施令；也只有你，才能安抚呵护你的身体。你们共同进退，互为一体，千万不要再把你的身体当成一件工具来使用。不要摧残它，也不要过度损耗它，意识到亏欠它后，就要想办法去弥补。

除此之外，不自责，在心理上让自己舒服，这一点也非常重要。

我见过很多减肥失败的案例。有的人一旦某天吃多了，就陷入深深的自责，产生自我厌恶的负面情绪。为了缓解这种情绪，他们选择不断用食物来填补自己，结果越吃越厌恶自己，越自我厌恶越吃，陷入了恶性循环。

就好像平时减肥，好不容易绷住了，让自己不放纵，一顿饭没管好自己，欲望就像放了闸的洪水一样倾泻而出，不吃个十二分饱绝不会停嘴。想一下自己有没出现这种情况。

面对这种情况，人们通常会用自制力差或者心情不好来解释，其实，这种现象的深层原因可能是一种"完美主义的自我价值崩塌"。

有完美主义倾向的人，并不见得是完美的，而是对理想中的自己有个虚幻的标准，总希望自己成为另外一个样子，认为那样才算完美，不然就是失败。所以他们很容易因为一点小挫折就全盘否定自己的价值。

通常，这种挑剔的看法会扩散到你的其他行为上，你甚至会挑剔家人和朋友。忽然之间，你变成了一个很难取悦、很难相处的人。其实你的本质并非如此，只是减肥的小挫败让你丧失了对自我的控制，生活似乎因此遭遇"滑铁卢"，一路往下。

　　你肯定不希望因为这样一个小小的挫败，就重创了自己的人生，对不对？所以我们从哪里跌倒，就要在哪里站起来。

如何避免掉进"减肥失败"的情绪黑洞

调整你的饮食结构

　　饮食要更加丰富，比如每餐都有足够的优质蛋白质类食物、主食和蔬菜，一样都不少，一点都不亏，把自己之前受的委屈补回来，让身体和心理都舒服。

　　时间一长你会发现，当你学会健康地搭配饮食，学会跟食物合作，学会倾听身体的声音时，你就能够跟你的身体和谐相处。

　　当你吃的食物大多数都是营养的、健康的时，你可以留出一小部分空间给你爱吃的"垃圾食品"。营养丰富的食物能够保证你日常的身体需要，而"垃圾食品"则能够安抚你的灵魂，两全其美。

　　当你不必再彻底拒绝自己喜欢的食物时，你的欲望就不会因为长久得不到满足而累积起来，让你在忍无可忍的时候大爆发。就这样，摆脱了缺失感和罪恶感后，你会以一种更加愉悦和满足的方式吃东西。

　　所以说，自责是减肥的敌人。

　　要破除"自责"的魔咒，就要认可自己。

在变好的过程中"偶尔不小心放纵了"没关系，接受它。今天调皮了一下，明天继续减肥就好。像这样不苛责自己，就不会陷入情绪的黑洞里，不然你会被情绪吞噬，陷入恶性循环。

拒绝情绪性饮食

每次特别想吃东西时，先搞清楚一个问题：是你的身体想吃东西，还是情绪让你想吃东西？

能意识到自己在某些情况下吃东西是因为情绪问题，就是个好兆头。你有可能是因为工作不顺利，也有可能是因为家人跟你沟通时态度不好而想吃东西。总之，当你知道自己心情不好，又刚好想吃东西的时候，你就有了转移注意力的机会。

假设你知道自己是因为情绪不好而想吃东西，那么就去找情绪不好的原因，追根溯源，在源头上把问题解决掉。找到源头后，你可以吃点低能量的食物，比如牛奶、番茄、黄瓜等，安抚一下自己的情绪。

同样的道理，你下次要情绪性进食的时候，也可以转移目标到看书、听音乐、散步等活动上，这些活动不仅能让你瘦，还能让你获得更多成长和进步。

这里分享一个小窍门：当你察觉到自己要情绪性进食的时候，把这件事说出来，或者告诉你的朋友和家人。说出来你就会意识到这个问题了，大家也能一起帮你，你也会给自己一个反馈，暂时停下来感受自己为什么想吃东西，这个方法也很管用。

减肥之路不会一条直道走到底，路上会有各种各样的拦路虎需要避开或直接面对。不要苛求今天的体重永远比昨天低，和

好好吃饭，躺瘦

朋友出去聚会时，尽情地享受美食的邀约；和家人出去旅游的时候，去品尝当地的美食，放弃对体重的执念。第二天或者旅行结束时，再好好吃饭，给自己几天时间去把体重调节下来。

请记住，体重是靠调节，而不是靠保持。允许自己的体重是一条曲线，它也是我们好好生活的完美曲线。

知识能量站

🍚 体重反弹的心理原因是亏欠：营养结构上对自己身体的亏欠和心理上对自己的亏欠。减肥的人要学会对自己好一点，倾听自己身体的声音，不自责，在心理上让自己舒服。

🍚 允许体重在可控范围内上下波动，学会跟食物合作，与身体和谐相处，从心理上认可自己，享受生活，也享受自律带给我们的美丽。爱生活更要爱自己。

第四章

Chapter 4

躺瘦日记：
重新认识"好好吃饭"这件事

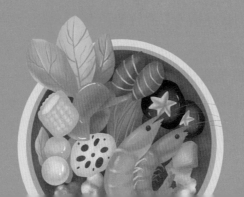

一位资深减肥人士的吃好躺瘦体验之旅

依然如婧（成都）

我是一位资深减肥人士。

这条漫漫长路的起点，大概可以追溯到二十几年前。从有记忆起，自己一直是圆滚滚、胖乎乎的，从没尝试过"骨感"是种什么体验。

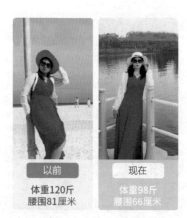

以前 体重120斤 腰围81厘米

现在 体重98斤 腰围66厘米

小学时，我羡慕同学脸上一笑就有酒窝，就问我妈："怎么样才能有酒窝？"我妈说："你多吃饭，脸上肉多了就有了。"我真的为此努力吃了很长时间，这为将来的减肥路奠定了"坚实的基础"。

中学时，"身材"意识慢慢苏醒，可惜"减肥"意识还在沉睡。我明白自己不是个好看的瘦子，但是没有方法和动力去改变。

为了结婚，我瘦到了95斤

付诸行动应该是在工作后了，从实习时开始，我大量尝试市面上的各种减肥产品。最早期的那些产品说出名字都嫌暴露年龄。总之，嘴里吃的（减肥药和代餐什么的不用说了）、手上缠的（没错，还有减肥胶带）、脚上踩的（减肥拖鞋了解一下），五花八门，轮番上阵。

当年减肥业还主要集中在产品上，并没有什么专业的机构。后来产业日趋成熟，各式各样的机构兴起，我也去尝试过。再后来，网络日渐发达，网上各类偏方、菜谱满天飞。嗯，我还是都试过。

如此丰富的经验，有没有成功过呢？那当然是有的。不仅有，还成功过好几次，而且不是三五斤。一般减了一二十斤的，在我看来才算是成功。

第一次成功，应该是在婚前。

当时顶着"要美美地出现在婚礼上"的压力，我告诉自己：必须瘦。

彼时我在一家医药公司上班，公司代理了一种新减肥药，员工可以以很便宜的价格试吃。我大概连续吃了几个月，同时被各种琐事纠缠：酒店要订；房子要装修，一有空就跑建材市场……不知是药效还是累的，反正婚礼时，我如愿以偿地瘦到了95斤。

当然，这对很多姑娘来说仍然是一个不低的体重，但我已经很满意了，毕竟发育成熟后，我的体重就不曾低于100斤。160厘米的身高，体重巅峰时期曾突破120斤，即将超重……

不过那种药的同类产品后来上了新闻，因为它被证实对身体有副作用。后来公司就没有再代理，我也没有再吃了。

婚后这体重维持了大概一年，这时小元宝来了。我很高兴，有了胡吃海喝的理由。事实证明我是想多了，孕初期我虽然孕吐并不严重，但连菜味都不能闻，全家吃饭时，我只能自己端着碗去另一个房间吃素面。

然而我也并没有瘦。进产房之前称了称，134斤；生完以后再上秤，嗯，我又回到了曾经最重时的120斤。

艰辛的反复减肥之路

这一回，我用了大半年的时间，终于再次降到了100斤。药肯定是不吃了，初为人母，也没有时间去机构里减肥，所以我靠的是网上的一个3日减肥食谱。

当然，网上的食谱千千万万，我尝试过的也远远不止这一个。什么2日的、3日的、7日的、21日的……我几乎都试过。这一个是我最后甄选出来，最容易实现和坚持的。它不算难吃，但需要断油、断盐，好在一周只用吃3天。

这一次减肥成功以后，我又放心地启动了放任模式。于是在之后的几年，20斤肉又慢慢地回到我身上，等到元宝上小学时，我又是一个120斤的胖子了。

怎么办呢？再来啊！减肥是终身事业，绝不轻言放弃！这一次正好有朋友推荐，我去了另一个朋友开的一家机构，被动减肥。说是被动，其实主动配合也不能少，饮食一样需要控制，同时天天敷药袋、推精油，疼得我龇牙咧嘴，折腾了将近半年，效果还是有的：我的体重又回到了两位数。

然后我再次放下心。放心以后会发生什么也不用说了，历史总是惊人地相似，复胖的一幕自然会一再重演。到了前两年，我的体重又直逼120斤了。

我逐渐深切地意识到：如果没有一个能长期坚持的方式，我会不断地减下去再反弹。

药是不想再吃了，机构也不想再去，无奈又搬出了3日减肥食谱，可这一次好像也很难坚持了。无油无盐的口感之差且不说，可能因为搭配得不均衡，吃起来总有头晕目眩、手脚发软的感觉。好在一个女同事跟我一起坚持，彼此勉励，那一次还是掉下去十几斤。但年纪增长，代谢变慢，这十几斤比起上一次掉得艰苦多了。

每一周在不吃3日减肥餐的4天里，我都不吃晚餐。否则，那3天减下来的体重就会在这4天涨回去，使减肥成为无用功。可当时我不知道，这样是很伤害基础代谢的。当体重再一次达到正常值时，我又开始了新一轮的放任。

毫无悬念，不到两年，这十几斤又快回来了。而且随着年岁增长，肉肉们回来的速度也越来越快。代谢不饶人啊！再来一轮3日减肥餐吗？我有一点无所适从。

就在这个时候，我遇到了闺友躺瘦营，学会了四格饮食法。

结缘闺友躺瘦营

最初看朋友入营，我是嗤之以鼻的。我倒不是觉得闺友躺瘦营不靠谱——毕竟那位朋友的本职是医疗工作，而且与糖尿病相关，她就学习过这方面的知识，加上自己又是健身达人，对健康饮食很有心得，之前就指导过大家的饮食，还写过食谱帮助别

好好吃饭，躺瘦

人足足瘦了40斤。所以她肯屈尊前去的躺瘦营，不会离谱到哪里去。让我嗤之以鼻的是：她都这么瘦了，还需要躺瘦啊！

就像比你优秀的人还比你努力一样，比我瘦那么多的人还在拼命管理身材，这让我简直……一身肥肉都在瑟瑟发抖。而且这个营名是这么吸引人：躺和瘦都是我的爱啊，躺着就能瘦，这简直是人生赢家！

但是，从容理性的我并没有急着入营（淡定脸），我想等着朋友出营，看看她的成果。成果仅一周就来了，她轻了2斤左右，关键是腰围还小了二三厘米。她那细腰居然还有更细的空间……而且她这成绩还算是她班里最差的。

我不淡定了，打算入营。听说我要入营，不少朋友发来慰问。有的热心地给我推荐她用过的产品："我就是吃这个瘦下来的！你试试！"其实我不是不信任产品，我也相信能够靠它瘦下来，但我不想再循环往复了。到了这个年纪，我需要的不是一种产品，而是一个能持之以恒地使用的方法。

21天，享受吃饱的躺瘦

所以再无犹疑，我入营了。入营第一天，我掉了1斤。当每日的课程开讲时，我慢慢觉得……怎么说呢，值回票价了。

21天，日复一日，不，餐复一餐地指导和纠正，一些以往的传统观念被颠覆了，却又有明晰的数据和理论做支撑。老师们从医学、营养学、健康学，甚至心理学的角度告诉我们为什么要这么吃。没错，还有心理学。

有必要吗？我觉得太有必要了。减肥是一件很容易被调侃的事情，一听说你在减肥，某些不曾经历过减肥（因为不需要）的朋友就会开开心心地来指点你，给一些耳熟能详、老生常谈的建议，还有些促狭的同事会拿着好吃的东西在你面前晃来晃去。他们当然都没有恶意，只是觉得这样有趣。但不曾身在其中，就不懂其中的艰辛，不会知道每一两体重都掉得不易，每一点成绩都得倍加珍惜。所以有些减肥小贴士会单列一点建议：不要让身边的人知道你在减肥。因为无心的调侃和诱惑，会给本就不甚轻松的过程增添重重阻力。

而躺瘦营除了告诉我们所有方法的理论依据外，还做了到位的心理按摩。我记得西门老师说过："其实所有的情绪性进食都是因为亏欠。某一方面被亏欠，才要在另一方面用这种方式找回。答应我，你们都不要亏欠自己，对自己好一点。"真是听到我眼泪都要掉下来。

第一期结营时，西门老师说："好好吃饭。我们的一日三餐就是我们生活的秩序感，有了秩序感就有勇气去面对兵荒马乱的生活，因为再怎样，我们依旧能好好吃饭，生活坏不到哪里去。"我的眼泪又要掉下来了。（原谅我这一生放荡不羁泪点低。）

但躺瘦营所给的绝不只是煽情。通过21天的学习、整合和实践，它让那一纸也许人人都能拿到的饮食方法，由空洞抽象的框架变得有血有肉，融入日常，让我们从无所适从到实现自我掌控。

还是那句——"纸上得来终觉浅，绝知此事要躬行。"陆游前辈早已把话说尽。

21天，躺瘦收获的自如感

第一期结束，其实以我的成绩在班上算是差生：减了5斤，腰围（肚脐围）缩了6厘米，比优生少了一半。不算很好的成绩，但我也没有额外做什么，就是一日三餐好好吃饭。不用天天去机构报到，不用吃不知道是什么成分的药物和代餐，不用断碳，不用生酮饮食，不用吃无油无盐的水煮菜，甚至不用每天鼓励自己做高强度的锻炼。

没有吃3日减肥餐时的头晕脚软，反而觉得更精神了，因为餐后不会觉得"食困"；也没有那种恨不得从喉咙里伸只手出来抓油腻的食物吃的心情，现在我反而不太吃得惯重油、重盐的食物了。

像是应了朋友的话：躺瘦营其实是个营养营，给你健康，减肥只是附带的结果。

我还记得有个营友，她入营三天后去体检，一直超标的甘油三酯居然就正常了，难以置信，到北京再查一次还是正常的。她当时说："这比减多少斤都开心。"

总之，还是挺感谢躺瘦营的，感谢西门老师、南宫老师和各位班委。感谢那些温柔的肯定、理性的分析和坚决的制止。

生命那么长，不管是一个21天还是两个21天，都只是开始。减肥只是个引子，在这个过程中要学会接纳不完美，与自己和解。那么多色香味俱全的食物，那么多烟火气的诱惑，我们不可能一辈子不去接触，或许未来我还会胖，但那又怎样呢？有了收放自如的信心，就有了对生活的掌控感。

希望在未来的年岁，遇见更好的自己。

是的，我就这样瘦了

王来福（丹东）

是时候向躺瘦营表白了

21天，我以为会很漫长，转眼却到了结营的日子。

我开始关注躺瘦营是因为创始人西门老师。大概在半年前吧，他的朋友圈出现了"闺友躺瘦营"的字眼。我开始看是因为觉得好玩。怎么可能躺瘦？！嘿嘿，好噱头啊。

多说一句，结识西门老师是因为"闺友"，一个很喜欢的公众号，西门老师是创办人。

"闺友"访谈过几百位有影响力的女性，包括洪晃、谭卓等知名人物，它分享生活充实、内心丰盈、注重自我成长的模范女青年的故事，当然也有对时事热点的基本态度。

我最喜欢那句口号："与全世界的好姑娘一起成长。"

朋友中也有关注"闺友"公众号的，经常刚看完一篇新的推送，朋友也转发过来了，我们再聊几句感受，共鸣共勉。

其实我算身材匀称吧。基本没人说我胖，但也不是很瘦的那种。我163厘米的身高，体重常年保持在52~54千克，体重涨了也会有意识地通过少吃点来调整一下，运动也有跑步、瑜伽、游泳等。

但是，从2019年开始，我抽风似的放弃了所有的运动，开

好好吃饭，躺瘦

始尝试各种烘焙食物，一度把自己养到了早晨空腹时56千克。从未用过任何减肥产品的我也买了纤维粉，但一忙起来就想不起来冲泡，当然也没啥效果。

后来我从躺瘦营学员的分享中第一次看到四格饮食法。嗯，我很认同，还煞有介事地逢饭局必讲，但几句话就被怼回来了：你这么吃过吗？你瘦了吗？这么吃有科学依据吗？啥原理啊？还躺瘦？来，一起喝一杯吧。

一颗爱学习的好奇心很受伤。

我终于在2020年年初痛下决心，跑去找西门老师报了名。因为我是夜猫子，一般都是深夜一两点睡觉，又一直不听话，西门老师准备把我扔进一个最严的班。

报名人数众多，躺瘦营需要排班。开营已经是正月十六了。

这是一个特殊的开年。

西门老师在开营仪式上说："年前大家预定参加闺友躺瘦营的时候，是因为'每逢佳节胖三斤'。没想到，这个春节过得这么漫长。"

外界的信息铺天盖地，而我们唯一能做的就是宅在家里，不给国家和医务人员添乱，保持平和心态度过这个史无前例的"长假期"。

而我，因为之前有意识地控制和春节期间每天只吃两餐，入营时体重已降到54千克。

闺友躺瘦营倡导自然健康减肥，不借外力、不吃药、无须代餐。一日三餐，好好吃饭，喝水吸腹。因为在特殊时期，所以躺瘦营安排了21天的抄诗练字，一日一诗，一帖一练，还有每天十几分钟的微运动，当然还有非常重要的饮食结构和营养课程的学习。

首先检讨一下，抄诗练字的作业被我放弃了，家里也有字帖，也练过几次，但因弹性工作加啃英语，实在分身乏术，只能欣赏班里寻寻同学写得越来越漂亮的每日打卡。

而微运动，第一周坚持得很舒服，第二周遭遇特殊情况（这里啰唆一句，女性生理期雌激素和孕激素水平会变化，身体会锁水，一般情况下，体重不会变化，这是正常现象），第三周又莫名其妙地扭了手臂，后期基本彻底在躺瘦。

接下来便到了我最开心的部分——吃。

躺瘦营的核心价值观是减肥要舒服才能瘦得快。想终身瘦，必须用舒服的方式。

可以毫不夸张地说，这是我自立门户之后吃得最舒服的21天。我结结实实地做了60道餐食，对自己可谓是宠爱之至。数学好的人可能会问为什么是60道，答案提前告诉你：入营第一天和第二天还是每天两餐，但班长说这样会降低身体的基础代谢，所以之后都改成一日三餐，只有一天因为工作吃了顿早午餐。

一个人，一日三餐

当过家的人都了解，每餐吃起来可能只需要不到半小时，但餐前的准备、餐后的收拾一度也让我生无可恋。

这时不会说谎的身体给了我反馈。三天之后，早起一称，掉了2.2斤。我开心到飞起。

好好吃饭，躺瘦

那天的电影日历是《黑天鹅》，它的经典台词是：

——妮娜，你在做什么？

——我感觉到了。完美。我完美了。

"这就是躺瘦营即将带给大家的感受吧。"我在班群里说。

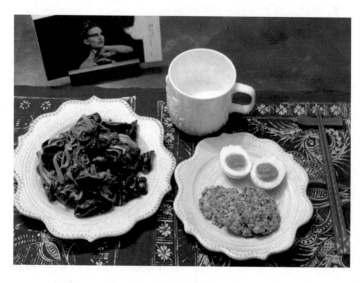

黑天鹅早餐

接下来的日子被自己言中了。解锁新菜式、新技能的欢乐之旅自此开启。

躺瘦营为学员量身定制了很多款低能量的健康餐食。

全麦面包

最爱的全麦面包，虽然被笨拙的我做成了"小钢头"，但这丝毫不影响我对它的喜爱之情。

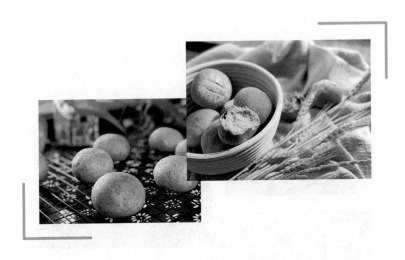

　　"小钢头"也成了"红绿灯早餐""灯红酒绿套餐"的主打。

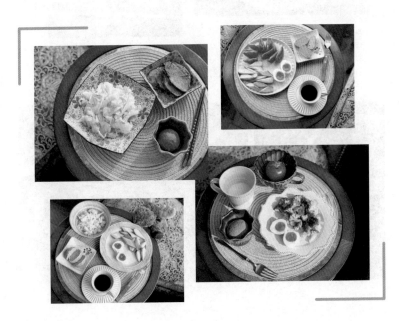

黑全麦宽面

黑全麦宽面是我制作的第一碗手工面。

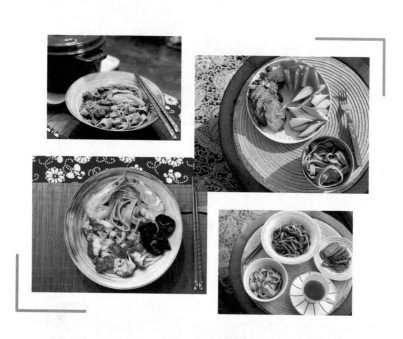

"小钢头"和黑全麦宽面现已成为我的居家必备。

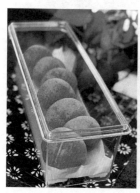
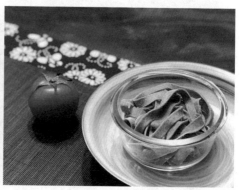

灵魂蘸料

偶尔犯懒，水煮菜，没有味道。躺瘦营推出了万能蘸料，喜欢涮锅的小伙伴瘦身有救了。最不喜欢的苦苣都能吃得有滋有味。

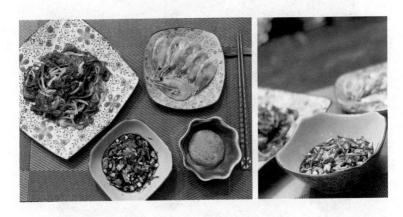

以上是我躺瘦餐食的三大法宝。

我解锁了各种新菜式，特别是妈妈的味道：萝卜缨子炖土豆、家常带鱼，做出了思念。

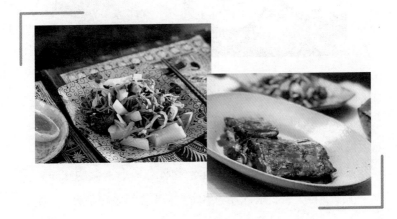

　　尖叫鸡腿丁、香煎三文鱼、番茄牛腩，还有杂粮饭、自创的香菇芹菜烩面，它们在朋友圈的受欢迎程度超出想象。

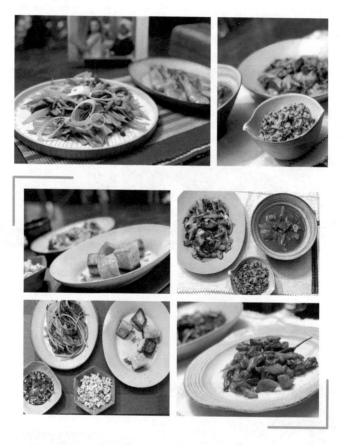

　　如果以后做一个躺瘦营私房菜合集，那就叫"一荤一素"。
　　21天，我和班里20名同学天天一起打卡，云吃饭和聊天。吃饭悄悄地变成了一件快乐、有意思的事儿。
　　亚麻籽、藜麦、杂粮饭细嚼慢咽出了小零食的味道。装盘、拍照、打卡，我全程哼着小曲儿。阳光早餐很是火了一把。

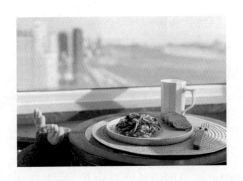

其间，我故意捣蛋了几回，指导老师每次都好脾气地劝慰，温柔又严厉地告诫我。偶尔不饿，不想吃饭或者吃得少了也不行，她们又让加菜又让加蛋白。指导老师会超有底气地告诉你："我们躺瘦营不准饿瘦。"

躺瘦营21天

我以前吃完饭经常会说"撑死了"，这21天从来没说过。"吃饱就停"，这是指导老师经常说的话。

结营时体重降至51.7千克，瘦了2.3千克。这在躺瘦营虽然是班里倒数第几的成绩，但近几年体重都保持在52千克以上的我对此心满意足。关键是肚脐围小了5厘米。躺瘦后第二周去单位开会，因为犯懒，牛仔裤外面直接套制服，居然还宽松了。我心里暗爽。

另外，躺瘦营的授课不仅有饮食、运动、休息各方面的内容，还有心理课程。

我忽然想到自己从小到大一直是开心就瘦、郁闷就胖的体质，原来这是亏欠自己时身体的抗议。

就这样，躺瘦营从肉体到灵魂彻底地征服了我。

好好吃饭，会瘦。

好好吃饭，你收获的不仅仅是瘦。

其实21天瘦了多少斤并不是最重要的。最重要的是学会了健康瘦身的方法。授之以鱼不如授之以渔。有渔在手，剩下的交给时间就好了。

我忽然理解了所谓的胖瘦自由其实是心里那种踏实的感受。遇见美食，大快朵颐，痛快淋漓一次，那是人生的大快活啊。肉不是一天吃出来的。嫌弃自己胖了，控制几天减回来呗。

"自律才会自由"这句话用在这并不为过。

虽然说"知之非难，行之不易"，可这些年越来越深的感受是很多事情做起来并没有想象中那么难，重要的是你要去做。脚踏实地、心平气和地去做，现实就会给你意想不到的答案。也许它不是你眼前所期，但总会回报到你身上。

回看这60道认认真真的餐食，想必是创下纪录了。

疫情过后，我脱胎换骨。

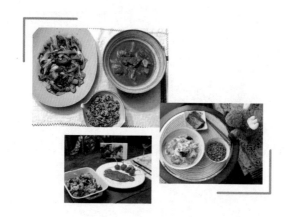

瘦了之后，我的生活更带劲儿了

月儿（成都）

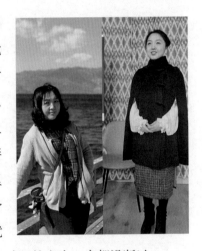

　　我是一个无辣不欢的川妹子，我应该是从出生开始就入了"微胖界"的人吧。小时候，因为比妹妹看着壮，所以挨打的总是我。长大一些，上学时被男同学捉弄着喊"胖子"的事情也常有发生，邻里乡亲看到我也会说"这女娃身体好"。因胖而自卑的种子就是这样一点点种下的。成年后，减肥的念头一直都没断过。

　　在遇到四格饮食法之前，我试过些什么方法呢？各种盛行的减肥药、束身衣、美容院的拔火罐、健身房私教，还有近期流行的代餐饼干……我通通试过。花的钱估计都要靠近6位数了。可它们基本不是副作用太大，人受不了，就是停了之后体重会大幅度反弹。

　　四川人都爱吃，我也是个好吃嘴，而且还爱自己做好吃的。减肥期间被压制的食欲，在恢复正常后就会"报复性"地跑回来，体重就会噌噌地往上涨。所以，努力了那么多年，在

好好吃饭，躺瘦

接触四格饮食法之前，我仍然是个身高只有157厘米，体重却将近130斤的中年胖女人。

减肥的人，无论失败多少次，当知道一个新的方法时，都想着：这是我最后一次"上当"尝试了，说不定成功了呢？没想到，我还真的就成功了。这辈子的减肥尝试，在四格饮食法这里得到了终结。

其实我并没有每餐都按照四格饮食法进食，但是大多数时间都是参照四格饮食法，偶尔也会嘴馋而吃精制面食，不是吃了勾芡的麻婆豆腐，就是出去吃了火锅串串。但是，很神奇的是，我的体重一直在慢慢地下降。3月到12月，我总共轻了13.5斤，腰围从89厘米降到了现在的77厘米。9个月的时间，数据不算惊人，但我是无比惊喜的，我很满意。

我为什么敢那么放肆并轻松地去吃自己想吃的东西？很简单，因为我学会了健康的四格饮食法。就算去吃火锅，我也会先点一两份蔬菜吃。过足瘾之后，接下来几天我就会乖乖地遵守四格饮食法，多吃蔬菜。所以，体重基本不会出现大幅度上涨。

我想，掌握了健康的饮食方法，并将它融入自己的生活习惯中，那么我也就拥有了吃自己想吃的食物的底气。

我去翻了很久照片，想找两张对比照，这才发现个人照好少好少。勉强找到两张，不比不知道，一比吓一跳。

其实，我收获的哪里止瘦下来的身材哦！整个生活状态和心态都随之发生了变化。这么多年的减肥失败，让我感到很挫败，感觉自己连这么重要的一件事都做不好，坚持不下来；而且因为对身材一直不自信，做事低头含胸，在人群中总是想躲在人家看不见的地方。

而现在，我开了一间书屋，举办各类与女性自我成长相关的沙龙活动、读书会，和陌生人聊我的故事、我的感想，以及我的成长之路。总之，我感觉生活特别带劲儿，心里充满了美好和希望，心态也更稳定平和，待人也更包容了。

都说女孩十八一枝花，我今年刚好两枝花，我相信，未来我一定会更美更自信。

健康饮食带来的新我

米娜（济南）

2019年12月2日，是我开始学习四格饮食法的日期，到2020年12月正好满一年。

这一年过得怎么样呢？给我带来了什么变化呢？已经减下去的体重会不会反弹呢？干脆来做个总结吧。

首先是苗条。

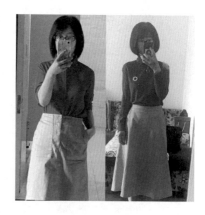

体重上，我一直维持出营时的水平，夏天98斤左右，冬天99斤左右。腰围保持在62厘米到64厘米，减了7~9厘米。裤子小了两个号，基本穿S码，有的款穿XS码。

因为变瘦了，我清理了一堆没法穿的裤子，重新穿上了以前穿不了的衣服，又购进了一些自己先前以为无法尝试的衣服（主要是牛仔短裤）。整个人单薄了，发现自己穿衬衣更好看了，肩部线条也更好看了。

然后是健康。

我本来对于维生素C和铁的吸收比较差，也不爱喝牛奶。学会四格饮食法后，蔬菜量绝对够了，也爱喝牛奶了，营养均衡多了，能量摄入少了，所以非酒精性脂肪肝没有了，胃肠运行很好。

因为碳水化合物摄入少了很多，所以我也比以前有精力，不那么容易疲惫。这一年身体素质也比以前好了很多，维生素摄入多，抵抗力强了，基本没大感冒。夏天得了一次急性胃肠炎，发热了一天，吃了药，第二天就好了。

最后是随性。

生活上，饮食安排不再愁每顿吃啥，反正按照蔬菜、优质蛋白质类食物、主食的配比准备就是了。如果一天不吃蔬菜，肯定就不舒服，所以80%的时间是按照躺瘦营标准吃的，中间也会吃我喜欢的瓜子、花生、巧克力、薯片、点心等"非标食物"和喝奶茶，不过不会过量，满足一下味蕾就好啦。

这样的饮食让我觉得离大地很近，所以不需要费太多毅力坚持，是一种自然而然的习惯了。

心态方面，情绪也比较平稳，不会过于沮丧和失落。因为每一餐都会带来持续的满足感，很有充电的仪式感。

上初中的女儿，去年秋天体检108斤，一怒之下跟着我按躺瘦营的标准吃。她执行得很好，不到两个月，就瘦到了99斤。所以现在我也不担心她青春期的身材和我更年期的身材问题。

有人说，自己吃的东西组成了自己的身体。那么这一年，我身体的细胞估计都换了一遍了吧，我也成了一个新我。

一年前的开始，给了我一个健康的可控的我，这是我送给自己最好的礼物。

🥣 余生很贵，请好好爱自己

木易（福建）

现在，瘦对于我来说
真的是一件很美好的事。我
是因为产后肥胖才开始减肥
的，生完二胎出月子时有
150斤，那时候总告诉自己
没关系，时间久了就会慢
慢恢复的，可是一直到孩
子十个月大时，我还是150

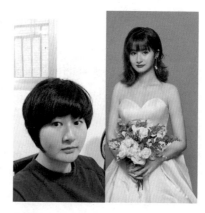

斤——一斤都没瘦下来，然后就开始了我的漫漫减肥之路。

在尝试四格饮食法之前，我尝试过各种减肥方法，吃过代
餐奶昔，拔过罐，运动，天天吃水煮菜，吃代餐饼干，服用酵
素，吃代餐粉，反正只要是觉得靠谱的我都一一试过。虽然每
一次减肥都很成功，但是每次瘦到理想体重后，一恢复原来的
饮食习惯就会慢慢地胖回去，即使已经在极力地控制，还是会
复胖。每一次尝试之前，我都会告诉卖家希望这是我最后一次
减肥，可是每一次都失败。

说实话，我是被四格饮食法的"躺瘦"两字吸引住的，因
为我懒，不想运动。某天晚上，我站在镜子前看着肚子上的一

圈肉肉，毅然地告诉自己再减一次吧。在开始执行四格饮食法之前，我毕竟减过无数次肥，我对于减肥虽然没有百分百的了解，但是大概的经验还是有的。我知道这样吃能瘦，但是我能坚持吗？我就这样开始了我的21天四格饮食法的躺瘦计划，说实话，这是我减肥这么多年来花最少的钱，但吃得最好的一次减肥经历。

四格饮食法真的非常棒，餐餐吃饱吃爽，饮食营养均衡、合理搭配，不像代餐那么痛苦，一天只能吃一餐。从第一天开始，我就能真正地感觉到这真的是我最后一次减肥，21天时间过得很快，体重和围度真的减了不少，之前大肚子，现在腰围和大腿很明显瘦了一圈。由于我懒，没运动，如果加运动，效果会更好。

很多人总问我："你这么瘦，还减什么肥？"其实只有自己知道身上到底有多少脂肪。现在真的不再是穿衣显瘦、脱衣全身都是肉的状态，我觉得这一次真的选对了减肥方式。虽然这21天只是一个开始，但是它让我在以后的生活中能够更好地帮助自己管理好体重，能够让我拥有更健康的饮食习惯和生活习惯。

余生很贵，请好好爱自己。

只要认真对待生活，生活一定会给你最好的回馈。

🥣 好好对自己的时间有多久

江城子（新疆）

我是一个特别不自律的人，但是非常适应四格饮食法这种减肥方法，收获最大的就是学会了怎么吃东西。以前我一天的饮食是这样子的：

早上吃牛肉面是常态，或是吃几个包子，为了避免吃到不健康的肉馅，干脆点个胡萝卜馅的，或者酸菜粉条馅的，然后喝一杯加了糖的豆浆，干的稀的都齐活儿了！完美！

忙忙叨叨一上午，中午吃食堂，大盘鸡、蒜薹炒肉、冬瓜虾皮、粉条炒肉……诸如此类的，各样来点儿，米饭是标配，再加一碗紫菜汤，有干的，有稀的，饭后再来一根香蕉或者一个库尔勒香梨，完美！

晚上要么不吃，要么就是觉得食堂的牛肉面不错，去吃一碗，暖暖的，很安心！回到家陪娃，再吃个葡萄柚！啊！愉快的一天结束了！

于是，体型无限趋近于我特别喜欢的一种动物——龙猫。

通过四格饮食法，我学会了正确地吃饭，吃正确的饭。我曾经笑称最大的收获是能够判断一截截蒸红薯哪些口感偏甜，哪些口感一般，哪些是熟透的，哪些还欠一点火候。这虽然是笑话，但是也说出了一部分事实。

第二个收获就是对待生活的态度有了一些变化。过去每天上班下班，忙完工作忙家务，每天除了有点仪式感地出门前迅速地化个妆以示我还是个五官端正的女人以外，其余时候都忘了怎么对自己好一点。

因为一直疏于对自己进行管理，所以我对自己也抱着一种破罐子破摔的念头，就是那种"随便吧，老娘就这样了"的念头。这让我忘了我曾经也有着穿M码正合适的身材，曾经也是一个模样周正的姑娘。

除了忙工作、忙家庭外，我的生活里再也没有自我。仔细想想，我有多长时间没有停下脚步等一等疲惫的灵魂，好好对待自己了。从什么时候开始，我忘了自己是谁，只记得我是谁的妈妈、谁的妻子、谁的女儿？

意识到这一点之后，我在四格饮食法的一日三餐中吃出了一种仪式感，这些食物里藏着让我变瘦变美的密码，或许从这一日三餐里，我可以找到曾经的那个自我。

写这段文字的时候，我刚刚陪完同事送别她的爱人，他46岁，正是上有老下有小的年纪，说好白头到老，却半路撒手，留给另一半的锥心之痛要用一生来抚平……是啊，一生那么短，如烟花般的刹那风华。一生又那么长，什么都可能改变，除去奔波劳碌的日子外，真正能好好对待自己的时间又有多久？

千言万语汇成一句话：感谢四格饮食法，让我吃好躺瘦之外，重拾好好对自己的仪式感。

减肥也可以是一件温暖的事情

小萤（武汉）

2020年的经历，让人觉得能健康地活着是多么弥足珍贵，特别是对于生活在疫情中心——武汉的我来说，更能感同身受。虽然这一年很难，但我同时也感受到了很多陌生人的温暖，对于我来说，在闺友躺瘦营学习四格饮食法就是一件温暖的事情。

参加躺瘦营之前，安心地吃又不甘心一直胖着是我的生活常态，我还一直安慰自己是喝水都胖的体质，学习后才知道多喝水是有利于瘦身的，让自己胖的是大量的包子、面条、蛋糕、高糖水果、能量超高的零食等。

从6月结缘躺瘦营开始，我学到了很多健康营养知识，这些知识让我受益匪浅。第一期按标准饮食瘦了7斤，中间有两个月没参加，但是体重也在缓慢下降。11月参加的第二期，一直按着躺瘦营的标准饮食和运动，这让我这个大胖子生生减了二十几斤，大肚腩不见了，腹部平整多了，原来粗粗的手臂明显细了很多，最近我经常被人夸瘦了，心里乐开了花。

之前我想都不敢想自己会瘦这么多，但是当身体越来越轻盈，去年的裤子穿着越来越宽松，体重秤上的数字越来越小时，我相信我可以瘦下来，也更坚信躺瘦营的理念。自己没有饿过肚子，每天都有肉吃，每天从忙碌的工作中抽离出来，下班后给自己做美味的减肥餐，真是满满的幸福感！

这次结营，腰腹围度的变化很明显。我相信坚持下去，时间会给我答案的，我们一起加油！

2020年最正确的决定就是加入躺瘦营这个大家庭，谢谢躺瘦营的老师们，你们的鼓舞和陪伴让我能轻松地坚持下去，也感谢营里很多厉害的小伙伴，你们每天自律地打卡也给了我很多力量，我们都是最棒的！

🥣 很开心可以将健康的生活方式带给身边的人

丑小鸭（威海）

2020年6月，我怀着试试看的心情加入了闺友躺瘦营学习四格饮食法的队伍，生活便随之发生了奇妙的变化。

第一，身体方面的变化。

体重由最初入营时的56.9千克，降到目前的51千克，减了5.9千克，腰围也小了9厘米。一路走来，躺瘦营记录着我点点滴滴的成绩。

第二，饮食方面的改变。

不仅仅是减肥，更重要的是，我学到了一种健康的饮食理念和方式。每日的三餐打卡，使每顿饭变得有了仪式感。精心准备食材，认真摆盘、拍照，使自己的生活变得精致了许多。四格饮食法已经植入我的脑海：不管是在家做饭，还是点外卖、去饭店，吃饭时我总会不由自主地按照这个原则来搭配饭菜；看到同事的饭菜，我也总不由自主地在心里点评一番。

第三，心情的改变。

这段时间听到最多的话就是"你瘦了"。特别是国庆节回老家时，亲戚朋友见面的第一句话总是"你瘦了"，他们都说我状态比以前好。好多以前穿不下的衣服拿出来都能穿了，以前去买衣服时总怕尺码小，自己穿不了，现在什么衣服都敢试了。每天心情总是美美的，生活状态也变得积极了。

第四，周围人的改变。

开始的时候，同事看到我每天吃的饭菜，会调侃我："天天吃这么好，你是减肥还是增肥？"事实上，我就是这样在他们的注视下一天一天吃瘦下来的。后来我发现了一个奇妙的变化：他们的主食不知何时由馒头变成了红薯、玉米，蔬菜的量也上去了，以前天天是水果大会，现在也很少吃了，动不动还让我点评一下饭菜。很开心因为自己的变化，影响了周围的人，带给他们健康的生活方式。

给孩子减肥，吃饱吃好才健康

爽妈（杭州）

社会丰足的物质条件给我们带来了很多享受，但同时也带来了不少负担。尤其是孩子，面对饮料、零食，总是难抵诱惑。自己常年在外工作，孩子由爷爷奶奶照看，过度溺爱、充分满足导致孩子体重不断飙升，走到哪里都引人瞩目。

作为妈妈，我被亲友数落过无数次，说过度肥胖迟早会导致孩子身体出问题，现在好多小孩子有高血糖。我也自责和愧疚，但更多的是无奈，因为不知道对于正在长身体的孩子，该怎样减肥才不影响他的正常发育。

参加躺瘦营学习四格饮食法源于我姐姐，她有个朋友通过这样的饮食结构来给自家10岁的孩子减重，效果很好。说实话，开始我很犹豫，因为我对这方面不了解。孩子能吃饱吗？真能吃瘦吗？一旦我外出工作，爷爷奶奶能否很好地执行？……总之顾虑重重。

真是无论什么事一旦执行起来，往往没有预想的那么难。真的就是吃好喝好，躺瘦！21天整整掉了12斤，孩子比我们大人吃得多，但是比例不变，还有加餐。腰围虽然没量，但能看见孩子原来凸起的肚子小了，衣服穿得也平整多了。孩子特别开心，我们也很开心，连爷爷奶奶都非常认可这样的科学减肥方式，表示以后就按这个标准给孩子做饭。

附录

A p p e n d i x

吃饱吃好的
七天瘦身食谱

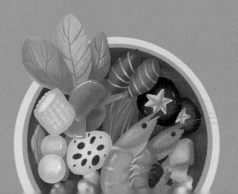

好好吃饭，躺瘦

第 1 天

早餐

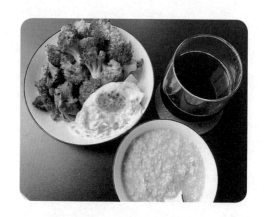

在家

一个鸡蛋

少油荷包蛋、水煮蛋、茶叶蛋都可以，也可以选择用一份鸡肉或者瘦牛肉替代鸡蛋。

一小碗燕麦片

纯燕麦，也可选择红薯、玉米、全麦面包、杂粮粥。

两份清炒（油醋）蔬菜

各类蔬菜都可替换，鼓励多样化搭配。

水/无糖咖啡/脱脂牛奶/无糖纯牛奶

饮用量为200~250毫升。

外食

两个茶叶蛋

其中一个蛋去掉蛋黄。

半根玉米

一根黄瓜或者一个番茄

午餐

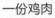

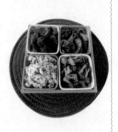

在家或在食堂

一份鸡肉
瘦猪肉、瘦牛肉也可以。

一小碗白米饭
杂粮饭、红薯、紫薯、全麦面包也可以。

两份蔬菜
鼓励多样化搭配，绿色蔬菜优先。

外食

沙县小吃鸡腿套餐
可以多加一份蔬菜。

晚餐

在家或在食堂

一份家常鱼
其他鱼虾类均可以。

一份豆制品
豆腐、香干、千张等均可以，也可选择少量肉。

一个红薯
杂粮饭、杂豆粥、紫薯、全麦面包、南瓜也可以。

两份蔬菜
除了绿叶菜外，建议搭配一小份菌菇类。

外食

赛百味自助搭配三明治或麻辣烫
麻辣烫少选丸子类，建议选择鲜肉或者鸡蛋，多吃蔬菜。

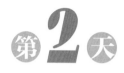

 早餐

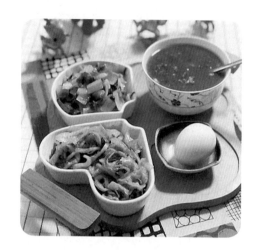

一份鸡胸肉

也可以选择鸡蛋、茶叶蛋、牛排。

一小碗杂豆粥

在家 红豆、绿豆、芸豆、黑豆、薏米等，也可以选择红薯、玉米、全麦面包、杂粮粥、南瓜、山药。

两份清炒（油醋）蔬菜

各类蔬菜都可替换，鼓励多样化搭配。

水/无糖咖啡/脱脂牛奶/无糖纯牛奶

饮用量为200~250毫升。

外食 **鸡肉三明治加一根小黄瓜**

也可以选择用小番茄代替小黄瓜。

午餐

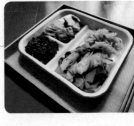

 在家或在食堂

一份鱼虾类
也可选择瘦猪肉、瘦牛肉。

一小碗杂粮饭
也可选择白米饭、红薯、紫薯、全麦面包。

两份蔬菜
鼓励多样化搭配，绿色蔬菜优先。

外食 **黄焖鸡米饭套餐，多加一份蔬菜**

 晚餐

 在家或在食堂

一份瘦牛肉
瘦猪肉或者鱼虾类均可选择。

一份南瓜
白米饭、紫薯、红薯、杂粮粥均可选择。

两份蔬菜
鼓励多样化搭配。

 外食

自带全麦面包
或者其他粗粮。

加一份瘦肉炒时蔬
备注少油少盐。

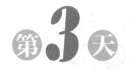

早餐

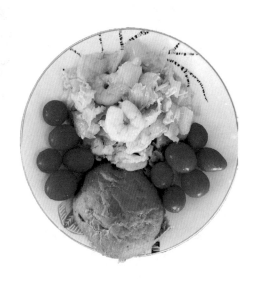

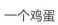

一个鸡蛋

虾仁、茶叶蛋、牛排都可以。

一个全麦面包

可用红薯、玉米、杂粮粥、南瓜、山药代替。

两份清炒（油醋）蔬菜

各类蔬菜都可替换，鼓励多样化搭配。

水/无糖咖啡/脱脂牛奶/无糖纯牛奶

饮用量为200~250毫升。

在家

外食 全麦面包、茶叶蛋、小黄瓜、小番茄、纯牛奶

午餐

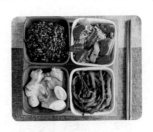

在家或在食堂

一个去皮大鸡腿
鸡肉、瘦猪肉、瘦排骨、瘦牛肉都可选择。

一小碗杂粮饭
白米饭、红薯、紫薯、全麦面包都可以。

两份蔬菜
鼓励多样化搭配，绿色蔬菜优先。

外食

鸡肉套餐饭
中式快餐店，可以准备一根小黄瓜或者一些小番茄备用。

 # 晚餐

在家或在食堂

一小半份肉
鸡肉、瘦牛肉或者鱼虾蟹。

一小份豆制品
豆腐、香干等。

一个紫薯
山药、红薯、土豆、杂粮粥都可以。

两份蔬菜
除了绿叶菜外，建议搭配一小份海藻类，如海带。

外食

香干肉丝盖饭
多加一份蔬菜。

好好吃饭，躺瘦

 早餐

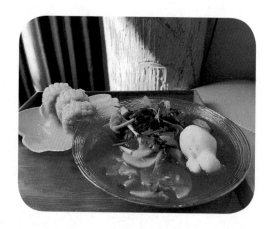

在家

一份蔬菜虾仁（其他海鲜或者鸡蛋）汤

一根玉米

也可选择红薯、杂粮粥、全麦面包、南瓜、山药等。

水/脱脂牛奶/无糖纯牛奶

饮用量为200~250毫升。

外食

鸡蛋三明治、一杯拿铁

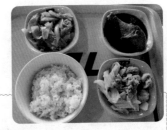

 # 午 餐

在家或在食堂

一份鸡肉
瘦猪肉、瘦排骨、瘦牛肉都可选择。

一小碗杂粮饭
白米饭、红薯、紫薯、全麦面包都可选择。

两份蔬菜
鼓励多样化搭配，绿色蔬菜优先。

外食

鸡肉套餐饭
中式快餐店，可以准备一根小黄瓜或者一些小番茄
备用。

 # 晚 餐

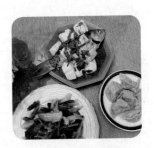

在家或在食堂

一份鱼虾类
炒蛋、豆腐、香干都可选择。

一份粗粮面食
全麦面、荞麦面、全麦饺子等。

两份蔬菜
鼓励多样化搭配。

外食

清汤蔬菜鲜肉麻辣烫

粗粮面

魔芋面、魔芋结等。

好好吃饭，躺瘦

 早餐

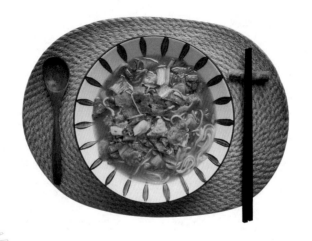

在家

一份蔬菜鸡蛋（虾仁或者其他海鲜）面
荞麦面、全麦面较佳，保证面捞起来是一小份的量。

外食

关东煮
海带、萝卜、香菇、笋汤。
一个茶叶蛋
半根玉米

午餐

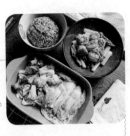

在家或在食堂

一份瘦猪肉

鸡肉、鸡腿、虾仁、瘦牛肉都可选择。

一小碗白米饭

糙米饭、红薯、紫薯、全麦面包都可选择。

两份蔬菜

鼓励多样化搭配，绿色蔬菜优先。

外食

鱼肉套餐饭

中式快餐店，可以准备一根小黄瓜或者一些小番茄
备用。

 # 晚 餐

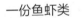

在家或在食堂

一份鱼虾类

炒蛋、豆腐、香干、蟹都可选择。

一小碗糙米饭

玉米、全麦面包、紫薯、红薯、杂粮粥都可选择。

两份蔬菜

鼓励多样化搭配。

外食

菌菇、番茄锅底火锅

多吃蔬菜，避开重口味调料。

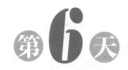

第 **6** 天

 早餐

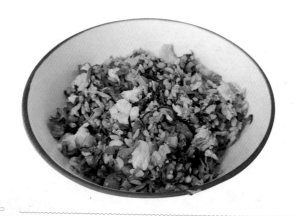

 在家

一个鸡蛋

少油荷包蛋、水煮蛋、茶叶蛋，鸡肉、瘦牛肉都可选择。

一份蔬菜饭团或炒饭

少油蔬菜饭团或炒饭，红薯、玉米、全麦面包、杂粮粥都可选择。

两份清炒（油醋）蔬菜

各类蔬菜都可替换，鼓励多样化搭配。

 外食

三角鸡肉饭团、小番茄、纯牛奶

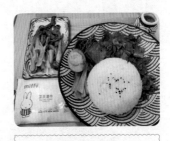

午餐

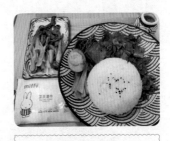

在家或在食堂

一份瘦肉
鸡肉、鸡腿、虾仁、猪肉、
鱼肉、牛肉都可选择。

一小碗白米饭
糙米饭、红薯、紫薯、全麦
面包都可选择。

两份蔬菜
鼓励多样化搭配，绿色蔬菜
优先。

外食

日式便当
牛肉套餐（比如吉
野家牛肉饭）加一
份蔬菜。

晚餐

在家或在食堂

一份鱼虾类
炒蛋、豆腐、香干、蟹、瘦肉类都可选择。

一碗杂豆粥或杂粮粥
玉米、全麦面包、紫薯、红薯都可选择。

两份蔬菜
可选择蔬菜汤，鼓励多样化搭配。

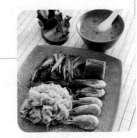

外食

番茄牛肉面
多加一份蔬菜，面点半份。

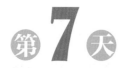

 早餐

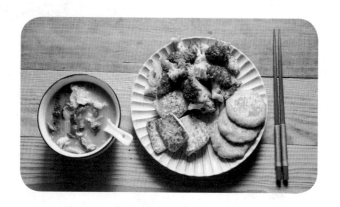

一份早餐饼系列

可以选择少油全麦饼、全麦卷饼、全麦蔬菜饼，也可以选择红薯、玉米、紫薯、山药、全麦面包。

两份清炒（油醋）蔬菜

各类蔬菜都可替换，鼓励多样化搭配。

在家

杂粮煎饼

多放一份蔬菜，少加酱，加半份脆饼（或者不加）。

一盒牛奶

外食

午餐

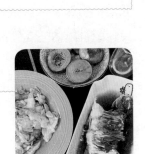

在家或在食堂

一份瘦猪肉
鸡肉、鸡腿、虾仁、瘦牛肉都可选择。

一小碗白米饭
糙米饭、红薯、紫薯、全麦面包都可选择。

两份蔬菜
鼓励多样化搭配，绿色蔬菜优先。

外食

轻食（鸡肉或牛肉）沙拉
选择油醋汁。

 晚餐

在家或在食堂

一份鱼虾类
炒蛋、豆腐、香干都可选择。

一个红薯
白米饭、南瓜、紫薯、全麦面包都可选择。

两份蔬菜
除了绿叶菜外，建议搭配一小份菌菇类。

外食

虾仁鸡蛋饺子
香菇猪肉、芹菜猪肉、白菜猪肉馅的都可选择，大饺子8个左右。

一份蔬菜

好好吃饭就能瘦

　　时光倒流，回到2014年。那一年，西门吹花创办了微信公众号"闺友"。我也注册了微信公众号，写了本小书《早安！我的植物邻居》。那是公众号方兴未艾的年代。一群有着文艺属性的自媒体公众号青年，聚在"文艺连萌"群里，过着风雅的生活。

　　拥抱新媒体前，西门吹花就职于电视台，属于传统媒体人。他创办的"闺友"定位于与女性一起成长，做女性的朋友。他有传统媒体人的基本功，又有捕捉新事物的敏锐触角，以及一颗包容善良、追求卓越和美的心灵，结果就是"闺友"越办越好，粉丝数从10万、20万、40万到50万+……如此经年，见朋友圈如晤。

　　沿着时间轴，"文艺连萌"成员在不同方向奋斗。你在，你安好，我也安好。君子之交淡如水。

　　时光来到了2019年8月。西门吹花邀请了一众"文艺连萌"的朋友进入21天减脂训练营。那是天天高频刷屏的21天。

在群里营养师的专业指导下，"萌友"每日刷餐单、刷体重、刷感受，热闹又欢乐，更有实在的收获。我们共同的朋友麦小麦就在这个营里减掉了4斤。随后的半年，她累计减掉了10斤，并不再反弹。这是我后来才知道的细节。

我减了多少呢？一两都没有。原因很简单，我没有照着做。这年的夏天，工作和家事都太忙了。出差、开会、审稿、建乡下的房子……每天睡眠时间极少。三餐不定，又有应酬，甚至没有一个完全打包好物品可以请搬家公司来搬走的周末。总之就是一副"社畜"的模样。

但其间偶尔看群，我能感受到其他成员真心的喜悦和踏实的进步。这应该是一个很好的减肥方式吧？训练营结束后的9—10月，我在出差的间隙回听了21天减脂训练营的所有课程。

2019年11月，在杭州的博库书城，我与西门吹花畅谈了一个下午。我向他约稿。

纸书其实也是传统媒体。离开传统媒体的西门吹花，拥抱新媒体并乐在其中，乐不思蜀。他对于出书并不真正感兴趣，但也没有拒绝。

这个下午，我听西门吹花讲了好多成员减肥成功的案例。他有助人后满满的成就感。这个项目不仅仅是一项事业，也是一件能帮助他人终身受益的事。如果一个项目能够让社会因为你而好一点点，让他人因此获益，这是很完美的事业，这令他倍感自豪与开心。我至今还记得他分享这点感受时闪闪发光的样子。

随后便是漫长的光阴：写稿、催稿、审稿。出版是一件严肃的事情，有着严格的三审三校流程，出版门槛也越来越高。微信群里带大家减肥，说话可以随意，但落实为白纸黑字，不能有超过万分之一的差错。这本书的每一个字，都经由权威的营养学专家审阅。在此感谢主审张片红教授。

这本书定稿之后，我特地跑到麦小麦的办公室对她进行了一个采访确认。我们是前后脚同事，2011年我离开《花城》杂志之后，她来到了现在的岗位。我们最大的交集是爱读书会。十多年前，麦小麦和她的闺蜜创办了爱读书会，我是最早的成员之一。她如今是作家、阅读推广人和时间管理专家，主持了一个读书视频号。我们在非常有限的时间内进行了高质量的交流。事后，我请同事把麦小麦的采访录音整理为文字要点如下：

（1）你最早是怎样知道这种方法的？

——2019年8月获邀参加西门的减脂训练营。

（2）你运用这种方法多久了？

——我有个特点，只要知道是好的东西，难度又不是很大，就很容易坚持下来，所以其实训练营中学到的饮食法，后来就成了我的日常生活方式。

（3）减肥的效果如何？

——训练营的21天减了三四斤，算是群友里最差的。但之后继续坚持，6个月大约减了10斤，然后一直保持到现在，没有反弹。因为没有更高的减肥目标，所以也不存在什么瓶颈问题。现在可以穿20年前的衣服，特别有成就感。

（4）这种方法需要掌握的最重要的点是什么？

——食物的分类、比例和吃的顺序。

（5）你知道或实践过哪些减肥方法？

——我不是热衷于减肥的人士，没有太关注这个领域，只是听说过朋友们用节食和运动的方法，但我一听到节食就不打算采用了。

（6）这种方法带给你的认知上的改变是什么？

——要把知识和方法变成生活方式。首先需要改变认知，饮食习惯的调整不光是为了减肥，还是为了健康，好的饮食同时也是抗糖抗衰老的饮食。要用科学的方法善待身体，不能挨饿。身体是最聪明的，你如果让它饿着，它就会自动降低消耗、储蓄脂肪，为你的瘦身之路带来更大的障碍，这是非常不健康的，所以并不可取。没有什么比健康更重要，所有的减肥方法都要符合健康理念。

（7）你会推荐这种减肥方式吗？为什么？

——我是一个"分享控"，只要别人注意到我的体重变化，问我是怎么减的，我就会热情洋溢地向他们介绍这种方法，这完全就是西门的"自来水"。我觉得这种方法简便易行，和那些一顿只能吃一个苹果的路子完全不同。

做完这个采访后，在编辑书稿的同时，我启动了"先知先觉减肥图书实践体验营"活动，目的是"今天我教你减脂，明天你做阅读大使"。我要让一部分读者先瘦起来。参加这个读书体验营的主要是身边的亲友和同事。体验营的亲友和同事全部获得了新知，减去了体重，哪怕是2斤。这种效果对于当事人的冲击是巨大的：原来以前自己对于营养学的认知存在那么

好好吃饭，躺瘦

大的偏差。原来减肥可以不那么痛苦。原来通过均衡饮食可以"吃饱不累睡得好"。对我们这些只是追求健康地、缓缓地瘦的人来说，没有比这个更好的办法了。

培根说："知识就是力量。"佛家说："困来睡眠，饿来吃饭。"然而，身处食物极端丰富而身体营养极端匮乏的这个时代，又有多少人知道好好吃饭就能瘦的道理呢？幸运的是，现在我们有了这本书。相信开卷有益。

文末彩蛋就是：如果看完全书，仍然无从下手，就像看过了很多人生道理，仍然过不好一生一样，这种情况也是可能并可以理解的。因为从知道到做到，中间有一个实践固化行为的过程，所谓21天改变一个习惯。针对这部分读者，我们提供扫码参加线上减脂训练营的服务。

大道至简。好好吃饭就能瘦。祝大家健康并开心。

颜展敏

2020年12月29日 于广州